AF645270

CARL AUER
LebensLust

Für die Mitwirkung, kritische Lektüre und Diskussion danken wir Frau Dipl.-Psych. Susanne Fröhlich, Frau Dipl.-Psych. Ulrike Saalfrank und Frau Dr. Elsbeth Freudenfeld.

Dirk Revenstorf/Reinhold Zeyer

Hypnose lernen

Anleitungen zur Selbsthypnose für mehr Leistung und weniger Stress

Dreizehnte Auflage, 2020

Umschlaggestaltung: Uwe Göbel
Satz: Verlagsservice Hegele, Heiligkreuzsteinach
Printed in Germany
Druck und Bindung: CPI books GmbH, Leck

MIX
Papier aus verantwortungsvollen Quellen
FSC® C083411
www.fsc.org

CPI klimaneutral
Mehr Bäume.Weniger CO_2

Dreizehnte Auflage, 2020
ISBN 978-3-8497-0158-1 (Printausgabe)
ISBN 978-3-8497-8221-4 (ePub)
© 1996, 2020 Carl-Auer-Systeme Verlag
und Verlagsbuchhandlung GmbH, Heidelberg
Alle Rechte vorbehalten

Bibliografische Information der Deutschen Nationalbibliothek:
Die Deutsche Nationalbibliothek verzeichnet diese Publikation in der Deutschen Nationalbibliografie; detaillierte bibliografische Daten sind im Internet über http://dnb.d-nb.de abrufbar.

Informationen zu unserem gesamten Programm, unseren Autoren und zum Verlag finden Sie unter: **www.carl-auer.de**.

Wenn Sie Interesse an unseren monatlichen Nachrichten haben, abonnieren Sie den Newsletter unter http://www.carl-auer.de/newsletter.

Carl-Auer Verlag GmbH
Vangerowstraße 14 • 69115 Heidelberg
Tel. +49 6221 6438-0 • Fax +49 6221 6438-22
info@carl-auer.de

Inhalt

1. Worum es in diesem Buch geht

1.1 An wen sich dieses Buch richtet

»Ich bin im Stress«, ist eine gängige Antwort, wenn wir jemanden danach fragen, wie es ihm geht. Der Mensch begegnet Stresssituationen in jeder Lebenslage, im Berufs- und Arbeitsleben, in jeder Lern-, Arbeits- und Entwicklungsphase. Dieser Stress kann wie ein Motor sein, der einen zu guter Leistung antreibt, er kann aber auch die Leistung verschlechtern oder gar gänzlich verhindern. Wer kennt das nicht?

Dieses Buch richtet sich an Menschen, die ihre Fähigkeiten im Umgang mit bestimmten Stresssituationen verbessern möchten: beim Aneignen von Wissen und Fertigkeiten (Lernen, Üben etc.), bei der Darstellung von Wissen (Vorträge, Referate, Vorstellungsgespräche etc.) und bei der Bewältigung von Angst, Stresssituationen und Konfrontationen.

Der Leser sollte eine gewisse offene Neugier gegenüber Methoden der Hypnose mitbringen, das macht es zumindest leichter, davon ausreichend zu profitieren.

Das allgemeine wie das wissenschaftliche Interesse an Hypnose hat in den letzten Jahren zugenommen. Die Forschung hat zur Verfeinerung der Hypnosetechniken beigetragen und ihre Wirksamkeit nachgewiesen. Nach zahlreichen Untersuchungen zur Wirkungsweise der Hypnose haben wir uns darangemacht, ein Buch für den Alltag zu schreiben. Unsere Erkenntnisse aus der Hypnose-Forschung sowie die Erfahrung aus der praktischen Anwendung von Hypnose sollen dabei dem interessierten Leser auf eine verständliche Weise vermittelt werden.

Dies ist vor allem ein praktisches Buch. Sie lernen eine Reihe von Techniken kennen, wie Sie ohne fremde Hilfe einen Hypnosezustand – der als »Trance« bezeichnet wird – für sich erreichen können. Diesen Vorgang, sich selbst in einen Trancezustand zu versetzen, wird Selbsthypnose genannt. Diese Fähigkeit hat grundsätzlich jeder Mensch. Anhand spezifischer Übungen können Sie lernen, diese Fähigkeit für Ihre persönlichen wie beruflichen Ziele einzusetzen.

Unser Buch richtet sich an Hypnose-interessierte Leser, die die Erkenntnisse der Forschung für sich selbst umsetzen möchten, und an Psychotherapeuten, die hier Handlungsanleitung für ihre berufliche Tätigkeit finden können oder es therapiebegleitend ihren Klienten empfehlen möchten. Jeder Leser kann auf seine Ziele hin ausgerichtet das Buch für sich durchgehen.

»Kann und darf denn jeder hypnotisieren?«, diese Frage wird immer wieder gestellt. Wer möchte nicht gerne auf seine Mitmenschen Einfluss nehmen? Und wenn dies gar nicht gelingen will, so könnte es vielleicht durch Hypnose möglich werden. Ein früherer Bühnenhypnotiseur konnte eine eigene schwere Erkrankung mittels einer Hypnosebehandlung überwinden, aber gab danach das Hypnotisieren auf der Bühne auf. Er begründete dies damit, dass ihm während der Behandlung klar geworden war, dass bei der Hypnose eines anderen Menschen Bereiche in ihm angesprochen werden können, die nicht auf die Bühne gehören. So ist es auch mit der Selbsthypnose, Sie können sie unbedenklich erlernen und werden sie für sich anwenden, aber eben nur für sich.

1.2 Der rote Faden

Wenn Sie das Inhaltsverzeichnis betrachten und das Buch durchblättern, so werden Sie feststellen, dass wir zwischen den konkreten Anleitungen und Übungen zum Erlernen bzw. Anwenden der Selbsthypnose Abschnitte mit theoretisch Wissenswertem über Hypnose eingebaut haben (z. B. in Kapitel 2 und 4).

Mit diesem ersten Kapitel möchten wir bei Ihren Erwartungen und Zielen beginnen. Es gibt kaum jemanden, der ein Fachbuch von vorne bis hinten liest. Dem Interessierten haben wir deshalb Möglichkeiten dargestellt, wie man sich den Inhalt eines Fachbuches dieser Art bequem für sich aneignen kann.

Im dritten Kapitel haben Sie die Möglichkeit, mit Hilfe einiger Fragebögen herauszufinden, in welchen Bereichen Sie von der Selbsthypnose profitieren können. Im fünften Kapitel lernen Sie verschiedene Möglichkeiten kennen, um einen Trancezustand für sich zu erreichen, und im sechsten bis achten Kapitel Anwendungen dieser Fertigkeiten.

Im neunten Kapitel können Sie dann ihr individuelles Trainingsprogramm für sich zusammenstellen, im zehnten schließlich erfahren Sie etwas über die Möglichkeit, aus Geschichten für sich zu lernen.

Um Ihnen die Orientierung zu erleichtern, finden Sie am Ende jeden Kapitels eine kurze Zusammenfassung des jeweiligen Inhalts.

1.3 Eine einfache Art zu lernen

Möchten Sie schnell ans Ziel kommen?

Sie kennen vielleicht die Geschichte von dem jungen Mann, der mit seiner Violine unterm Arm die Straße hinunterrennt. Verzweifelt hält er einen alten Mann an und fragt: »Wie komme ich am schnellsten in die Konzerthalle?« Der alte Mann schaut den ungeduldigen jungen Mann an und erwidert: »Üben. Üben. Üben.«

Nicht alle Menschen würden – bei aller Übung – mit dem Violinspiel Erfolg haben. Anders ist es mit der Selbsthypnose. Sie ist eine natürliche Fertigkeit, wie etwa das Werfen eines Balles: Jeder kann einen Ball werfen und durch Üben zusätzlich lernen, mit dem Ball auch noch ein Ziel zu treffen. Genauso hat jeder Mensch die Fähigkeit zur Selbsthypnose und kann auf natürliche Weise einen Trancezustand erreichen. Zusätzlich kann jeder lernen, diese Fähigkeit gezielt einzusetzen.

Lernen muss nicht anstrengend sein – im Gegenteil. Es kann leicht fallen und sogar Spaß machen. Bewusst lernen wir, wenn wir uns etwas gezielt aneignen; unbewusst lernen wir, wenn wir etwas beiläufig aufnehmen, wie etwa die Landschaft beim Autofahren. Hypnose ist einfach zu erlernen. Sie folgen Ihrer natürlichen Neugier und lernen dabei auf der bewussten wie auf der unbewussten Ebene. Wenn Sie möchten, können Sie gleich von Anfang an Ihre bewussten und Ihre unbewussten Lernmöglichkeiten nutzen, indem Sie jede Übung sofort ausprobieren – und sich dann im Alltag bei Gelegenheit an sie erinnern. Oder Sie lesen das Buch zu Ende, bevor Sie an die praktische Arbeit gehen. Wenn Sie sich im Folgenden bewusst eine Reihe von nützlichen Strategien aneignen, können Sie auf unbewusster Ebene bereits überprüfen, auf welche Weise Sie diese im Alltag umsetzen können.

1.4 Zur Arbeit mit diesem Buch

Wie viele Bücher haben Sie interessiert gelesen und können sich heute doch nur schwach an den Inhalt erinnern? Wenn Sie die folgenden Ratschläge beachten, wird es Ihnen leichterfallen, sich wichtige Inhalte dieses Buches dauerhaft anzueignen.

- *Überblick*
  Verschaffen Sie sich einen Überblick, um zu überprüfen, ob das Buch das enthält, was Sie brauchen.

- *Orientierung nach Inhalt und Umfang*
  Wägen Sie ab, wie lange Sie sich im Moment mit dem Buch befassen wollen. Blättern Sie es weiter durch, und lassen Sie

sich von einzelnen Passagen einladen. Befriedigen Sie Ihre Neugier.

- *Auswahl – wer die Wahl hat, hat die Freiheit*
  Sie können ruhig zunächst das lesen, was Sie am meisten interessiert, auch wenn es mitten im Buch ist. Wenn Sie feststellen, dass Ihnen Voraussetzungen fehlen, die vorher behandelt worden sind, blättern Sie einfach zurück. Vielleicht sind Sie aber auch ein Typ, dem es leichterfällt, wenn er die Kapitel in ihrer Reihenfolge durchgeht. Probieren Sie aus, wie Sie vorgehen möchten.

- Lesen »mit Bleistift«
  Fachbücher liest man am besten mit dem Bleistift oder Textmarker in der Hand, um wichtige Abschnitte zu unterstreichen oder eigene Kommentare oder Beispiele hinzuzufügen. Um dies zu erleichtern, haben wir an manchen Stellen hierfür Platz freigehalten. Sie können diese Notizen aber auch grundsätzlich auf einem Extrablatt oder einem extra »Trainingsheft« vermerken, wenn Sie in das Buch nichts hineinschreiben wollen.

- Einer der Gründe, diese Strategie beim Lesen dieses Buches anzuwenden, ist, dass die Informationsaufnahme und -verarbeitung in jedem Fall weitaus besser gelingt, wenn Sie das Gelesene für sich aufbereiten. Ihrem Gedächtnis fällt es dann wesentlich leichter, die Information abzuspeichern und sich später wieder daran zu erinnern. Sie machen damit dieses Buch zu Ihrem persönlichen Trainingsbuch.

- *In kleinen Einheiten studiert sich's leicht*
  Wenn Sie gleich zielbewusst weiterlesen wollen, so nehmen Sie sich kleine Einheiten vor. Machen Sie auch immer wieder eine kurze Pause, um das Gelesene zu rekapitulieren und es auf der bewussten Ebene auf Ihre eigene Situation zu übertragen. Unbewusst tun Sie das ohnehin ständig.

1.5 Erwartungen und Ziele

Formulieren Sie Ihre Erwartungen an das Buch (erster Schritt), und entwickeln Sie dann daraus die Ziele, die Sie durch das Training erreichen möchten (zweiter Schritt). Diese beiden Aspekte sollen im Folgenden näher betrachtet werden.

Welche Erwartungen haben Sie an das Buch?

Wie Sie im vorangegangenen Abschnitt erfahren haben, vereinfacht Neugier das Lernen. Neugierig sein heißt auch Erwartungen haben. Menschen, die an einem Hypnosetraining teilnehmen oder zur Hypnosetherapie kommen, haben unterschiedliche Erwartungen. Manche sind voller Neugier und mit allen fünf Sinnen darauf gespannt, neue Erfahrungen zu machen. Andere kommen mit konkreten Vorstellungen und haben ein genaues Bild davon, wie ihnen die Hypnose helfen soll.

Sind anfangs keine Vorstellungen vorhanden, so ist diesen Menschen nicht bewusst, wohin es gehen soll. Sie merken nur, dass da etwas ist, wovon sie profitieren können, oder dass sie mit einem Problemverhalten nicht mehr so weitermachen möchten wie bisher. Manche haben für sich die Strategie entwickelt, dass sie ihre Probleme mit sich selbst ausmachen, und lassen nur wenig von ihrem Innenleben nach außen dringen. Oft ist dann die Erwartung an Selbsthypnose geknüpft, ihre Gefühle noch mehr kontrollieren zu können.

Nun wieder zu Ihnen:
Machen Sie sich Ihre Erwartungen bewusst, denn wer Erwartungen hat, nimmt gezielt Informationen auf, bleibt interessiert, und das Lernen geschieht fast nebenbei.

Was sind Ihre Erwartungen?

Was ich von dem Training für mich erwarte:

____

____

____

____

____

____

____

____

____

____

Ausgehend von diesen Punkten, können Sie nun konkrete Ziele für sich formulieren, die Sie mit Hilfe dieses Buches erreichen möchten.

Was möchten Sie mit Selbsthypnose für sich erreichen?

Veränderungen sind ein natürlicher Teil unseres Lebens. In der Natur um uns herum, aber auch in unserem Körper spielen sich ständig Veränderungen ab. Ein Großteil der Veränderungen in der Natur sind auf ein Ziel hin orientiert. Die Pflanzen streben nach oben, um mehr Licht zu erhaschen, die Wurzeln gehen immer tiefer, um Wasser und Nahrung zu finden. Nutzen auch Sie Ihre natürlichen Veränderungsmöglichkeiten für Ihre Ziele:

Formulieren Sie Ihr Ziel positiv!

Erwartungen an ein Hypnosetraining lauten oft: »Ich will danach … keine Angst mehr haben, … weniger Angst haben, … nicht mehr zittern, … mich nicht blamieren, … nicht mehr so umständlich lernen, um mich auf wichtige Dinge vorzubereiten, … den Vortrag oder die Präsentation nicht scheuen, … oder einfach nicht mehr durch die Prüfung fallen.«

Bevor Sie Ihre Ziele formulieren, zunächst ein kleines Experiment:
Denken Sie nicht an einen rosaroten Elefanten. In dem Moment, in dem Sie nicht an einen rosaroten Elefanten denken, heben Sie als Zeichen Ihren kleinen Finger. Probieren Sie es.

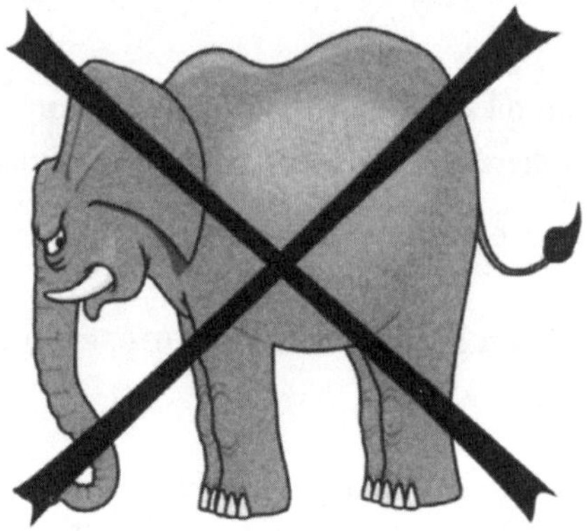

Wie erging es Ihnen mit der Aufgabe? Es wird Ihnen vermutlich sehr schwer gefallen sein, sie zu lösen. Es sei denn, Sie fanden den Ausweg aus dem Dilemma, indem Sie an etwas konkret anderes gedacht haben.

Ein anderes Beispiel: Stellen Sie sich vor, Sie gehen in ein Reisebüro und sagen: »Ich möchte *nicht* nach Spanien.« Selbst nach mehrmaligem Nachfragen, wo Sie denn hinwollen, antworten Sie mit Beharrlichkeit: »*Nicht* nach Spanien.« Ihr Berater wird ziemlich hilflos sein. In unserem Problembeispiel hieß es ganz ähnlich: »Ich will *keine* Angst haben«, »Ich will *nicht* durch die Prüfung fallen« usw.

Was sagen diese Beispiele aus? Ein negativ formuliertes Ziel kann man sich nicht vorstellen und daher auch nicht erreichen. Formulieren Sie Ihre Ziele positiv. Anstatt »*nicht* zerstreut sein« könnten Sie sich »am Schreibtisch sitzen und konzentriert bei der Arbeit sein« als Ziel setzen. Denn auch wenn wir etwas wie in dem Beispiel mit dem Elefanten verneinen, ist es ja weiterhin in unserer Vorstellung präsent. Wenn Sie weniger Angst haben wollen, achten Sie besser auf das, was Sie stattdessen haben wollen: Selbstvertrauen, ein Gefühl von Sicherheit usw.

J. Siewert sagt in seinem Buch »Das 1 x 1 des Zeit-Managements«:

Wer an die Erreichung seines Zieles denkt,
wird sein Ziel erreichen.
Wer stets an viel Arbeit denkt,
wird viel Arbeit haben.

Nehmen Sie sich einen Augenblick Zeit. Gehen Sie in Gedanken Ihren Alltag durch, und überprüfen Sie, wo Sie mit Ihrem Verhalten in Arbeits-, Lern- und Leistungssituationen bisher nicht zufrieden waren, wo Sie Angst und Stress besser bewältigen möchten. Überlegen Sie, wie Sie sich stattdessen verhalten möchten, was dabei jeweils Ihr Zielverhalten ist, das Sie erreichen möchten.

Ein Tipp: Stellen Sie sich hierzu vor, wie Sie die jeweilige Situation so bewältigen, wie Sie es anstreben. Achten Sie dabei auf das *beobachtbare Verhalten*, aber auch auf Ihre *Gedanken, Gefühle und Empfindungen*.

Wo möchten Sie also auf Ihrer Zielreise hin?

Meine Ziele:
(in Stichworten, positiv und konkret)

____

____

____

____

____

____

____

____

____

____

Sind es eher Gedanken, Gefühle, Empfindungen oder Verhaltensmuster, die Sie verändern wollen? Auf diese Frage werden wir später zurückkommen.

Wenn es Ihnen gelang, Ihre Erwartungen jeweils in Stichworten hinzuschreiben, können Sie diesen Abschnitt überspringen. Wenn nicht – in der Kürze liegt die Würze –, unterstreichen Sie ein Schlüsselwort in jedem Punkt Ihrer Ausführungen. Das genügt vollkommen. Wenn Sie zweifeln, probieren Sie es einmal aus:

Stichwort-Übung:

1. Prägen Sie sich kurz Ihre Stichworte ein.
2. Schließen Sie Ihre Augen, und wiederholen Sie, was Sie sich merken wollten.
3. Nehmen Sie die erinnerten Stichworte, und führen Sie mit wenigen Worten aus, was sich hinter dem jeweiligen Stichwort verbirgt.

Konnten Sie sich an alles erinnern? Wenn Ihnen das banal erschien, hier eine etwas schwierigere Aufgabe:

1. Überfliegen Sie das bisher Geschriebene.
2. Merken Sie sich bewusst maximal vier Punkte, die Ihnen wichtig erscheinen.
3. Wegschauen. Nun lassen Sie einen Punkt nach dem anderen nochmals vor Ihrem »inneren Auge« auftauchen, und beschreiben Sie, was Ihnen dazu einfällt.

Sind Sie nun mit dem Ergebnis zufriedener? Sie können die Prozedur auch wiederholen und jedesmal durch einen weiteren Punkt ergänzen, den Sie sich merken möchten. Sie trainieren damit gleichzeitig Ihr Gedächtnis.

Diese Fähigkeit, sich über Stichpunkte an vorher Gelesenes zu erinnern, werden Sie beim Lesen des Buches für sich gut nutzen können.

1.6 Zusammenfassung

In diesem Kapitel wurde beschrieben, für wen es sich lohnen kann, sich den Inhalt des Buches anzueignen. Es wurde eine Anleitung gegeben, wie man von der Lektüre dieses Buches profitieren kann und den Inhalt des Buches erarbeitet. Es wurden die Erwartungen des Lesers und die Ziele erfragt, die mit Hilfe des Selbsthypnosetrainings erreicht werden sollen. Eine kleine Gedächtnisübung sollte das Vertrauen im Benutzen von eigenen Stichworten stärken.

2. Über Hypnose und Selbsthypnose

2.1 Was ist hypnotische Trance?

Trance ist alles, was wir nicht mit der bewussten Aufmerksamkeit lenken. Dinge, in denen wir viel Übung haben und die einen Routineablauf darstellen, tun wir »wie in Trance«. Manchmal kann man z. B. beobachten, wie jemand strickt, ohne hinzusehen, und sich dabei außerdem angeregt unterhält. Ebenfalls »weggetreten« sind wir oft, wenn wir einen spannenden Film sehen oder ein interessantes Buch lesen. Dann vergessen wir die Zeit, die unbequeme Haltung und die Umgebung.

Das alles passiert auch, wenn jemand in eine hypnotische Trance geht. Bei den genannten Vorgängen wird ein Teil der Wahrnehmung und der eigenen Handlungen vom Bewusstsein abgespalten und unbewusst registriert und durchgeführt. Dies geht meist mit einer weitgehenden Absorption der bewussten Aufmerksamkeit einher: im Alltag von einem Gespräch, Film oder Buch und in der Hypnose von den suggerierten Bildern oder Wahrnehmungen.

Damit ist schon das Wesentliche über den Trancezustand gesagt: Die abgespaltene, nicht bewusste Aufmerksamkeit wird unwillkürlich gesteuert und hat dann die Qualität von schlafwandlerischer Sicherheit. Dieser Zustand kann dabei unterschiedliche subjektive Qualitäten haben. Mann kann total aufmerksam sein (wie im Kino) oder weggetreten wie manchmal in Tagträumen. Körperlich kann man dabei sehr aktiv sein – wie beim Joggen – oder eher passiv – wie bei tiefer Entspannung.

Hypnotische Trance ist nicht mit Schlaf zu verwechseln, obwohl man sie im letzten Jahrhundert dafür hielt. Das Wort »Hypnose« wurde um 1850 von dem englischen Arzt James Braid eingeführt und leitet sich von dem griechischen Wort »Hypnos« für Schlaf ab. Aus der Erforschung der Hirnströme (EEG) weiß man jedoch, dass Hypnose, Entspannung, autogenes Training und Meditation allesamt für das Gehirn einen Zustand entspannter Wachheit darstellen und ein kurzwelliges EEG aufweisen, den sogenannten Alpha-Rhythmus. Im Schlaf dagegen produziert das Hirn verschiedene langwellige EEG-Muster. Hypnose hat auch nichts mit Bewusstlosigkeit zu tun, die ein noch langwelligeres EEG-Muster als der Schlaf aufweist.

Es gibt verschiedene Formen hypnotischer Trance, so, wie es überhaupt viele verschiedene Bewusstseinszustände gibt, etwa Tiefschlaf, Traum, Flow, Alkoholrausch, Dösigkeit nach Beruhigungsmitteln oder Schock nach einem Unfall. Man könnte Schock sogar sinnvollerweise als eine Art Hypnose bezeichnen, da die Aufmerksamkeit völlig absorbiert ist und viele Reaktionen unwillkürlich ablaufen. Auch Panik ist in diesem Sinn tranceartig. Man könnte in diesem Fall von »Problem-Trancen« sprechen, die auch in zwischenmenschlichen Reaktionsmustern zu beobachten sind, wenn etwa zwei Ehepartner zum hundertsten Mal in denselben Streit verfallen und sich gegenseitig dieselben Dinge mit großer Erregung an den Kopf werfen, als sei es das erste Mal.

Am besten wird Hypnose im Rahmen der Selbstveränderung zunächst in einer abgeschirmten Situation eingeübt und führt dann zu einer Beruhigung des Körpers und der mentalen Tätigkeit. Sie wird deshalb meist auch als innere Ruhe erlebt. Dies ist auch ein günstiger Ausgangspunkt für die Ziele, die im Allgemeinen mit Selbsthypnose erreicht werden sollen, nämlich »Entstressung«, Panikvermeidung, Konzentration und Schmerzbewältigung.

2.2 Eine hypnotische Behandlung

Hypnose ist ein natürliches Phänomen, das nicht nur in der Selbstanwendung nützlich ist. So wie Übung und Argumentation kann auch Hypnose zur Veränderung in Fällen von jahrelangen Fehlhaltungen unter therapeutischer Anleitung eingesetzt werden. Das folgende Beispiel zeigt dies und macht deutlich, dass man manchmal mit fremder Hilfe schneller zum Ziel kommt.

Heinrich P. ist ein erfolgreicher Mann in seiner Branche. Er verkauft Versicherungen und hat mit 35 die meisten seiner Ziele erreicht. Eigenes Haus, gehobene Position, sicheres Einkommen und eine Karriere mit Perspektive. Man sieht es ihm nicht an, dass er gelegentlich mit der Angst kämpft. Dabei besteht gar kein Anlass. Er macht eigentlich einen souveränen Eindruck. Wenn er jedoch in Seminaren vor einer Gruppe von Kollegen sprechen muss oder Verhandlungen mit Kunden führt – und das kommt häufig vor in seinem Beruf –, kommt er ins Schwitzen. Dann rumpelt das Herz bedrohlich, der Puls steigt auf 100, und die Hände werden feucht. Meistens merkt niemand etwas, und nicht einmal seine Frau weiß davon; aber Herr P. leidet darunter, und es vergällt ihm seinen Beruf. Wie viele Menschen glaubt er, mit Hypnose sei schnelle Linderung am ehesten möglich (was nur zum Teil stimmt).

Tatsächlich gelang es Herrn P. nach relativ kurzer Zeit (fünf Sitzungen), seine Beschwerden in den Griff zu bekommen. Als Erstes lernte er, sich zu entspannen und einen Trancezustand herzustellen. Er musste sich zuerst an die äußerliche Passivität des Entspannungszustandes gewöhnen. Bei der zweiten Sitzung fühlte er sich jedoch schon sehr wohl dabei, und es kostete jedesmal einige Mühe, ihn zur Rückkehr in den Alltag zu bewegen.

Die Sitzungen sahen folgendermaßen aus: Nachdem Herr P. etwa fünf Minuten lang einen Lichtreflex oder einen Punkt an der Wand angeschaut hatte, schlossen sich seine Lider wie von selbst, und er saß ruhig und tief eingesunken im Sessel. Auf entsprechende Suggestionen hin machten sich Empfindungen der Kühle und Leichtigkeit in der rechten (manchmal auch der linken)

Hand bemerkbar. Nach einer Weile hob er die Hand unwillkürlich leicht an und hielt sie für den Rest der Sitzung, etwa 25 Minuten, ohne große Mühe in diesem Schwebezustand.

Man nennt dies eine Handlevitation, die dem Zweck dient, zu zeigen, wie leicht dem Körper bestimmte Reaktionen fallen, wenn man sich diese nicht vornimmt, sondern sie sich vorstellt und unwillkürlich geschehen lässt. Das ist für die Stressbewältigung wichtig.

Nach den anfänglichen Anleitungen zur Entspannung, Ruhe und Leichtigkeit befasste sich die Instruktion mit Situationen, die im Zusammenhang mit den Erregungssymptomen stehen. Etwa mit einer länger zurückliegenden aggressiven Auseinandersetzung, in der der sonst so verbindliche und eher zurückhaltende Herr P. zum ersten Mal das Gefühl hatte, dass seine Wut mörderisch werden könnte. Das hatte ihm Angst gemacht.

Seine Erinnerung wurde auf die Jugend gelenkt und befasste sich mit dem Spaß am Rempeln beim Fußballspiel. Herr P. ließ seine Vorstellung hin- und herpendeln zwischen den zwei unterschiedlichen Erfahrungen und wendete sich schließlich zukünftigen Auseinandersetzungen zu. Dies endete mit der Fantasie des Fußballspielens im Seminarraum.

Die ganze Zeit saß Herr P. unbeweglich in seinem Sessel. Dabei war sein Kopf ein wenig hintenübergefallen, denn Herr P. ist groß, und die Lehne war für ihn zu kurz. Das schien ihn aber nicht zu verdrießen, und er verharrte bis zum Ende in der unbequemen Lage.

Unter gutem Zureden hob Herr P. am Ende langsam den Kopf. Die Augen wollten sich nicht gleich öffnen, und der Mund war zu faul zum Reden. Aber er versicherte, er fühle sich wohl, wurde ganz munter und bekundete kein Bedürfnis, über den inneren Rückblick zu reden. Auf Nachfragen bestätigte er, dass er die Trance jederzeit hätte unterbrechen können, doch kein Interesse daran hatte.

Eine Woche später konnte er sich an einzelne Szenen aus der letzten Sitzung erinnern und meldete zufrieden, kleine Fortschritte bei der letzten Präsentation vor Kollegen gemacht zu haben. Er hatte sich leichter gefühlt, wenn auch das Herzklopfen noch nicht ganz weg war. In weiteren drei Sitzungen wurden in der gleichen Weise andere Situationen behandelt. Zum Teil schwierige, zum Teil entlastende. In der vierten Sitzung berichtete

Herr P., dass das Herzrumpeln, die feuchten Hände und der schnelle Puls nicht mehr aufträten.

Am Schluss erhielt er noch einmal eine kompakte Anleitung, einen leichten Trancezustand selbst herbeizuführen (Selbsthypnose, siehe Kapitel 5), um so jederzeit zu einer inneren Distanzierung in der Lage zu sein, sobald sich Stress bemerkbar macht.

Herr P. hat offenbar in der entspannten Visualisierung eine Lösung für sein Problem gefunden, die weder durch Nachdenken noch durch Üben zu erreichen war. Zur Übung gab es genügend Gelegenheit in seinem beruflichen Alltag. Und nachgedacht hatte er auch viel über die unsinnigen und lästigen Beschwerden.

Vernunft ist in solchen Fällen von geringem Nutzen, denn sie würde sagen: »Du hast nichts zu befürchten, du kennst das Geschäft – also gibt es auch keinen Grund zur Angst.« Aber solche Überlegungen bringen ebenso wenig wie gutes Zureden die unangenehmen Gefühle zum Verschwinden.

Was ist es dann? – Ist es vielleicht die »unvernünftige« Vorstellung, man könne sich im Büro wie auf dem Fußballfeld fühlen, wo ein bisschen Rempeln nicht weh tut und akzeptiert ist? Oder ist es die mit etwas Übung gelernte Fertigkeit, sich gefühlsmäßig zu distanzieren, indem man sich innerlich an den Lieblingsstrand begibt und sich die Sonne auf den Bauch scheinen lässt?

Hier spielt Übung doch eine Rolle; aber nicht die Übung, etwas zu erreichen, sondern die Übung, etwas zu lassen. Oder ist es einfach, dass Herr P. aufhört, darüber nachzudenken, ob er alles richtig macht, was er sowieso schon richtig macht? – So wie ein Tausendfüßler beim Laufen nicht über seine (eigentlich nur hundert) Beine nachdenkt, denn sonst käme er vielleicht ins Stolpern. Manchmal ist es schwieriger, im richtigen Moment nichts zu tun, auch wenn das etwas ganz Natürliches und Einfaches ist.

2.3 Showhypnose

Vielen ist Hypnose als Unterhaltungsshow aus dem Fernsehen oder aus dem Zirkus bekannt. Dort werden dann meistens die hypnotisierten Personen scheinbar zu lenkbaren Automaten. Dabei wird ein falsches Bild vermittelt. Auch wenn es manchem bewusst oder unbewusst gefallen würde, wenn Menschen (einschließlich ihrer selbst) durch eine Autorität lenkbar wären – in Wirklichkeit kann man sich allem, was unter Hypnose suggeriert wird, widersetzen.

In der Showhypnose dagegen wird genau dieser falsche Eindruck vermittelt. Menschen suchen immer wieder solche Situationen auf, in denen ihnen die Kontrolle abgenommen wird. Der Psychoanalytiker Erich Fromm hat in einer Analyse autoritären Verhaltens – besonders im Hinblick auf totalitäre Systeme wie das Dritte Reich – vermutet, dass viele Menschen mit der Freiheit, zwischen verschiedenen Möglichkeiten des Handelns entscheiden zu müssen, nicht zurechtkommen. Sie hegen den heimlichen Wunsch, sich in die Hände eines anderen zu begeben, der Anweisungen erteilt und ihnen die Verantwortung abnimmt.

Darauf baut der Entertainer bei einer Showhypnose auf. Der ehemalige Bühnenhypnotiseur und später bekannt gewordene Hypnoseforscher T. X. Barber hat dieses Phänomen genauer beschrieben.[1] Der Showhypnotiseur hat meist eine gute Menschenkenntnis und wählt intuitiv Personen aus, die kooperativ sind. Außerdem signalisiert er durch sein Auftreten, dass er die Verantwortung für das Geschehen übernimmt. Das ist für viele eine gute Gelegenheit, die Rolle des Erwachsenen einmal abzulegen und albern oder unkritisch zu sein. Hinzu kommt, dass eine unausgesprochene Übereinkunft zwischen dem »Regisseur« und seinem »Darsteller« getroffen wird, dass keiner den anderen blamiert. Unter solchen Bedingungen ist es eine angemessene Reaktion, die Rolle des Hypnotisierten zu übernehmen.

Diese Art von Hypnose hat mit der Hypnose als Heilmethode wenig zu tun. Sie dient der Unterhaltung und schadet nicht selten dem Betroffenen, wenn er sich dabei bloßstellt. Hypnotherapie dagegen baut vor allem auf die Fähigkeit des Menschen, in Trance Erfahrungen zu aktivieren, die er vernachlässigt und ausgeblendet hat, sich innerlich von Stressmomenten zu distanzieren und

---

[1] Barber, 1984.

einen besseren Zugang zu bestimmten Körperfunktionen zu finden.

2.4 Vorurteile und Befürchtungen

Aus dem Spektakel der Showhypnose resultiert die Vorstellung, die hypnotisierte Person sei machtlos. Alle Befürchtungen, dass man die Kontrolle verlieren oder Dinge ausplaudern könnte, die man nicht sagen möchte, sind jedoch falsch. Einige Menschen verhalten sich allerdings so in den Show-Darbietungen. Hinterher befragt, sagen sie aber immer: »Ich hätte anders gekonnt.« Auch kann niemand wider Willen hypnotisiert werden.

Es gibt vereinzelt Fälle, wo Menschen behaupten, dass sie unter dem Einfluss eines Hypnotiseurs gestanden hätten und sich dessen Aufforderungen nicht hätten entziehen können. Solche Fälle sind jedoch nicht häufiger, als dass sich Menschen auch ohne Hypnose von anderen abhängig fühlen. Der angebliche Einfluss wird geltend gemacht, um Verhaltensweisen und Vorkommnisse zu erklären, für die die betroffene Person sich nicht in der Lage sieht, die Verantwortung zu übernehmen.

So beschrieb der Psychiater Ludwig Meyer 1937 einen Fall, in dem ein Mann eine verheiratete Frau unter Anwendung von Hypnose finanziell und sexuell ausgenutzt habe. Zugleich ist aber aufgrund der Beschreibung nicht auszuschließen, dass die Frau an dem Verhältnis ein Interesse hatte, das für sie jedoch gesellschaftlich nicht zu rechtfertigen gewesen wäre.[2]

Es gibt auch gelegentlich die Befürchtung, man könne den Trancezustand nicht mehr verlassen. Dass dies falsch ist, zeigt sich daran, dass normalerweise die Person in Trance diese sofort beendet, wenn der Instrukteur ohne Ankündigung den Raum verlässt. In seltenen Fällen hat man beobachtet, dass jemand

[2] Mayer, 1937.

nicht erwartungsgemäß aus der Trance zurückkehren wollte. Dies hat fast immer eine aus der Situation erklärbare Funktion – etwa jene, sich der Instruktion zu widersetzen.

Durch Selbsthypnose erreicht man ohnehin keine so tiefe Trance wie unter fremder Anleitung, bei der die Überprüfung der äußeren Umstände an den Instrukteur delegiert wird. Vielmehr bleibt immer ein Teil des Bewusstseins abgespalten und stellt sicher, dass die Bedingungen der Umgebung berücksichtigt werden. Andernfalls wäre ein Training zur Selbsthypnose für den Alltag auch gar nicht sinnvoll. Man kann den Trancezustand jederzeit beenden, wie das auch beim autogenen Training, der Meditation oder der Entspannung der Fall ist.

Man hat auch untersucht, ob der Trancezustand gesundheitsschädlich ist. Tatsächlich bringt jede Form von Trance, inklusive Entspannung, eine physiologische Umstellung mit sich, die grundsätzlich die Gesundheit fördert, da sie einer Stressreaktion entgegenwirkt. Trotzdem sind in einigen Fällen (2–6 %) nach einer Hypnosesitzung Kopfschmerzen und Verstimmungen festgestellt worden.[3] Bei der Selbsthypnose sind solche Erscheinungen nicht bekannt geworden.

Dennoch ist es wichtig, bei Anwendung der Selbsthypnose darauf zu achten, dass die äußeren und inneren Bedingungen dafür passend sind. Sie sollen die nötige Zeit haben, sich nicht dazu aus Gründen der Selbstdisziplin zwingen, und die Form der Selbsthypnose sollte mit der Umgebung verträglich sein.

2.5 Trance und Vernunft

Was kann man durch hypnotische Trance erreichen? Die Forschung hat gezeigt, dass der dadurch erreichte Zustand manches

[3] Zeyer, 2007.

erleichtert. Man kann von physiologischer Erregung auf Ruhe umschalten.

Vorstellungen werden lebhaft – manchmal fast real. Wenn sich eine intensivierte Vorstellung auf den eigenen Körper bezieht, bewirkt sie, dass sich die Muskeln im Sinne eines vorgestellten Bewegungsablaufes vorbereiten, d. h. anspannen oder entspannen. Auch Wahrnehmungen können sich verändern, wie z. B. Schmerzempfindungen, indem man sich Kühle oder Taubheit in der entsprechenden Körperpartie vorstellt. Adern können sich weiten oder verengen, wenn man sich vorstellt, dass sie sich wie Schläuche füllen oder wie Flüsse austrocknen.

Mit solchen physiologischen Veränderungen gehen Vorgänge einher, deren Resultat man kennt, obwohl noch nicht genau erforscht ist, wie sie im Einzelnen ablaufen. Dazu gehört, dass Wunden schneller heilen, Warzen verschwinden, entzündliche Prozesse und psychosomatische Beschwerden zurückgehen, sich die Bronchien beim Asthmatiker weiten oder allergische Reaktionen ausbleiben.

Vieles davon kann als Folge von Stressabbau charakterisiert werden. Stress bringt u. a. hormonelle Veränderungen mit sich, die weitgehende gesundheitliche Folgen haben – darauf wird noch eingegangen. Aber auch mentale Vorgänge verändern sich in einer hypnotischen Trance. Neben der besseren Vorstellung wird auch die Erinnerungsfähigkeit erhöht. Außerdem wird die Flexibilität, ungewohnte Zusammenhänge zu sehen, größer. Es ist so, als ob man sich in spielerischer Weise Gedankensprünge und -kombinationen erlaubt, die den strengen Kriterien der »reinen Vernunft« nicht standhalten würden, aber im Ergebnis oft neue Sichtweisen ermöglichen.

Dabei spielt die Übersetzung ins Bildliche eine wichtige Rolle, denn ein Bild sagt oft mehr als tausend Worte. So brachte eine Frau in Trance die Bewältigung einer konflikthaften Begegnung mit einem Sprung vom Sprungturm in Verbindung. Die Erinnerung an das federnde Gefühl des Sichlösens und an das Fliegen gab ihr innerlich eine Möglichkeit, sich aus der Enge der Gesprächssituation zu befreien. Die Entspannung macht offenbar kreativere Lösungen möglich als das angestrengte Nachdenken.

2.6 Suggestibilität

Menschen unterscheiden sich in der Fähigkeit, sich ganz in eine Tätigkeit oder Vorstellung zu versenken. Sie unterscheiden sich auch in der Bereitschaft, auf Suggestionen zu reagieren, die von außen an sie herangetragen werden, etwa durch Werbung oder durch einen Redner oder bei einer Hypnose. Beides zusammen nennt man Suggestibilität.

Es gibt zahlreiche Suggestibilitäts-Tests. Bei vielen Untersuchungen schnitten die Hochsuggestiblen besser ab als die Geringsuggestiblen, besonders wenn es um Effekte ging wie suggerierte Brandblasen, optische Täuschungen, halluzinierte Gegenstände, die gar nicht im Raum waren,usw.

Sich so intensiv auf die Fantasie einzulassen gelingt nur etwa 10% der Personen, die man als Trance-Virtuosen bezeichnen könnte. Für die klinische Anwendung der Hypnose spielt das keine Rolle. Behandlungserfolge lassen sich auch schon mit mittlerer Suggestibilität erreichen. Für die Selbsthypnose ist ohnehin nur der erste Aspekt, nämlich die Absorptionsfähigkeit von Bedeutung, da man sich die Instruktionen ja selbst gibt.

2.7 Jede Hypnose wirkt durch Selbsthypnose

Es gibt ein interessantes Experiment mit einem Pendel. Führen Sie es mit einem Freund oder Bekannten durch. Familienangehörige denken oft, dass sie heimlich beeinflusst werden sollen, und eignen sich daher nicht. Das Experiment hat nichts Magisches, sondern basiert auf einem rein physiologischen Effekt.

Sie setzen sich einander gegenüber, und die Person A nimmt das Pendel zwischen Daumen und Zeigefinger (ein Schmuckstück an einer Kette oder einen Schlüssel an einem Zwirnsfaden). Der Ellenbogen soll dabei bequem auf einer Unterlage ruhen – dem Knie oder der Sessellehne. Person A hält den Faden oder die Kette vollkommen ruhig. Das Pendel macht noch ein paar ausschwingende Bewegungen. Person B beschreibt laut die Bewegungen des Pendels in den Händen von Person A, die ja beide beobachten können, z.B. sagt Person B mehrmals: »Das Pendel schlägt hin und her, nach rechts, nach links« usw.

Dann suggeriert Person B, die Pendelbewegung ginge allmählich in eine flache Ellipse über, erst kaum sichtbar, dann immer deutlicher. Häufig führt das Pendel zur Verblüffung beider die suggerierte Ellipse aus, obwohl Person A keine sichtbaren Bewegungen mit den Fingern gemacht hat. Person B kann dann fortfahren, aus der Ellipse einen Kreis werden zu lassen, der größer oder kleiner wird, usw.

Wenn es funktioniert, liegt es daran, dass sich Person A das vorstellt, was Person B sagt. Diese Vorstellung setzt sich unbewusst in ganz feine Muskelbewegungen der Finger um, die man nicht sehen kann. Dass dies keine Magie ist, zeigt sich daran, dass der Effekt ausbleibt, wenn sich Person A etwas anderes vorstellt, als B sagt. Die Suggestion von B wirkt, weil A sie übernimmt und in eine bildhafte Vorstellung umsetzt, die im Körper unterschwellig entsprechende Bewegungen auslöst. Jede Suggestion wirkt, wenn sie zur Autosuggestion wird.

2.8 Zusammenfassung

Trance wirkt wie autogenes Training und Entspannung beruhigend und verhindert bestimmte, durch Stress bedingte hormonelle Reaktionen, die auf Dauer schädlich sind. Darüber hinaus handelt es sich um einen Zustand der Innenwendung, den jeder kennt und der mit den Methoden der Hypnose systematisch hergestellt werden kann. Dieser Zustand ermöglicht eine Sammlung der Aufmerksamkeit und eine erhöhte Offenheit für Veränderungen. Trance hat nichts mit Schlaf zu tun, wie man früher dachte, sondern ist mit mentaler Wachheit verbunden – wobei man allerdings »ganz woanders« sein kann. Dies bedingt die Möglichkeit der Distanzierung in Situationen, die stark betroffen und dadurch handlungsunfähig machen. Trance ist daher ein ideales Mittel zur Optimierung der Tagesform. Jede, auch unter fremder Anleitung eingeleitete Trance, ist nur mit der inneren Zustimmung des Betroffenen möglich und kann jederzeit beendet werden, wenn veränderte Umstände es erfordern.

3. Was ist mein Problem?

3.1 Situationsanalyse

Sie möchten Selbsthypnose lernen, sind vielleicht etwas ungeduldig und fragen sich nun, weshalb Sie sich nun auch noch mit der Analyse Ihrer konkreten Problembereiche befassen sollen?

Nun, um nur einige Gründe zu nennen:
Wenn Sie zu bestimmten Zeiten mit Ihrem Verhalten unzufrieden sind, dann ist es gut, zunächst zu prüfen, worum es dann genau geht: Wo liegt bei Ihnen das Problem? Aber dann auch die Frage, wo Ihre Stärken, Ihre Kompetenzen liegen. Ein persönliches Stressprofil oder Kompetenzprofil ist wie ein Basislager, von dem aus Sie zum Ziel starten können. In unserem Reisebüro (im Beispiel oben) würde man Sie sicherlich auch fragen, von wo aus Sie Ihre Reise beginnen möchten.

Rationelles Arbeiten ist ein weiterer Grund für eine fundierte Situationsanalyse. Wenn Sie Ihre Zeit nutzen wollen, so sollten Sie damit nicht nach dem Gießkannenprinzip umgehen. Sie sollten also nicht mit gleichem Eifer alles bearbeiten in der Hoffnung, das Richtige schon zu treffen.

In diesem Buch geht es um die Erweiterung der Kompetenz in verschiedenen Bereichen. Überprüfen Sie Ihr Verhalten in folgenden Situationen, genauer gesagt bei der:

1. Aneignung von Wissen (Lernen, Üben etc.),
2. Darstellung von Wissen (Vorträge, Referate, Vorstellungsgespräche etc.),
3. Angst- und Stressbewältigung.

Nehmen Sie Papier und Stift zur Hand, gehen Sie die folgende Situationsanalyse durch und notieren Sie Ihre Erfahrungen in den einzelnen Aspekten.

3.2 Aneignung von Wissen

Wer heute lernt, tut dies zumeist aus Büchern. Die Menge dessen, was wir heute lernen müssen, macht es unmöglich, alles aus eigener Erfahrung zu lernen. Andererseits können wir aber auch nicht alles aufnehmen, was in den Büchern steht, wir müssen eine Auswahl treffen.

Zudem ist in der Fachlektüre der relevante Inhalt verpackt in anschaulichen Beispielen, allgemeinen Ausführungen und auch unwichtigen Einzelheiten. Für den einen mag nur ein einziger Satz von Bedeutung sein, weil er alles andere schon kennt, für den anderen ist nahezu alles wichtig, weil er sich vielleicht gerade erst in das Thema einarbeitet.

Wie gehen Sie bei der *Aneignung von Wissen* vor?
Fangen Sie frühzeitig mit der Vorbereitung an, oder schieben Sie Arbeiten lange vor sich her? Haben Sie den Eindruck, umständlich zu arbeiten, haben Sie Konzentrationsprobleme?

Ihre Antworten auf diese und weitere Fragen sollen im Folgenden erfasst werden und bilden dann Ihren persönlichen Punktwert für Wissensaneignung. Sie können damit erfassen, ob Sie in diesem Bereich mit Selbsthypnose gezielt arbeiten sollten.

Vorbereitung und Aneignung	STIMMT			
	fast nie 1	manch-mal 2	häufig 3	fast immer 4
Ich brauche ewig, bis ich endlich anfange, und dann bin ich meist schon unter Zeitdruck.	☐	☐	☐	☐
Ich nehme mir zu viel vor.	☐	☐	☐	☐
Unangenehme Aufgaben schiebe ich vor mir her, oder es fällt mir schwer, sie zu Ende zu führen.	☐	☐	☐	☐
Ich arbeite umständlich.	☐	☐	☐	☐
Ich habe Konzentrations-probleme.	☐	☐	☐	☐
Fristen und Zeitpläne halte ich nur unter ex-tremem Termindruck ein.	☐	☐	☐	☐
Wenn andere etwas von mir wollen, fällt es mir schwer, nein zu sagen, obwohl ich meine eigenen Aufgaben erledigen müsste.	☐	☐	☐	☐
Mir fehlt die Selbstdiszip-lin, um das, was ich mir vorgenommen habe, auch durchzuführen.	☐	☐	☐	☐
In der Vorbereitung ma-che ich mir häufig Gedan-ken, was alles schiefgehen könnte.	☐	☐	☐	☐
Ich bin meist ungenügend oder falsch vorbereitet.	☐	☐	☐	☐
Gesamtpunktzahl:	☐	☐	☐	☐

Zählen Sie die jeweils angekreuzten Werte zusammen.

Auswertung:	
10 bis 15 Punkte:	Die Aneignung von Wissen ist für Sie kein bedeutendes Problem.
16 bis 20 Punkte:	Sie kommen weitgehend zurecht.
21 bis 30 Punkte:	Ihre Aneignungskompetenz ist verbesserungswürdig.
über 30 Punkte:	Es ist jetzt höchste Zeit, dass Sie etwas in dieser Sache tun.

3.3 Präsentation von Wissen

Es gibt kaum einen Lebenskontext, in dem es nicht darum geht, gelerntes Wissen zu vermitteln oder anzuwenden. Sprechen und Reden ist dabei das am meisten eingesetzte Kommunikationsmittel.

Hinter jeder Rede, jedem Vortrag steckt eine Absicht. Außer, wenn Sie Selbstgespräche führen, ist das, was Sie sagen, immer auch für andere bestimmt – und Sie möchten damit etwas erreichen. Vielleicht ist es eine Prüfung, und Sie möchten Ihr Sachwissen vermitteln, vielleicht möchten Sie Ihre Meinung zu einer Person oder einem Sachverhalt darlegen. Vielleicht möchten Sie um ein Produkt werben, oder Sie bewerben sich gar selbst?

Wie verhalten Sie sich bei der *Präsentation*, also der Darstellung von *Wissen und Meinungen?* Worauf achten Sie, was sind Ihre Strategien, die Sie dabei anwenden? Welche Gedanken gehen Ihnen durch den Kopf? Schreiben Sie ruhig wieder einige Stichpunkte auf.

Präsentation	STIMMT			
	fast nie 1	manch-mal 2	häufig 3	fast immer 4
Ich versuche, Vorbereitetes abzulesen oder Auswendiggelerntes vorzusprechen.	☐	☐	☐	☐
Ich achte auf mögliche körperliche Stressanzeichen (Zittern, Schwitzen, Anspannung etc.).	☐	☐	☐	☐
Ich bin angespannt (Körperhaltung verkrampft oder unruhig, Gesicht unfreundlich und ernst).	☐	☐	☐	☐
Ich vergesse oft, was ich genau sagen wollte, oder verliere den roten Faden.	☐	☐	☐	☐
Mein Sprechen ist eher leise, monoton, oder schnell.	☐	☐	☐	☐
Ich lasse mich leicht ablenken durch Ereignisse um mich herum, lasse mich leicht aus dem Konzept bringen.	☐	☐	☐	☐
Ich bin oft zu bescheiden oder zu überheblich, wenn ich mich oder mein Wissen/Produkt darstelle.	☐	☐	☐	☐
Wenn ich mich oder eine Sache darstelle, fühle ich mich beobachtet und habe Angst, mich zu blamieren.	☐	☐	☐	☐
Bei der Präsentation/Prüfung vergesse ich darauf zu achten, wie meine Zuhörer reagieren.	☐	☐	☐	☐
Ich nehme Medikamente oder Drogen, um ruhiger zu bleiben.				
Gesamtpunktzahl:	☐	☐	☐	☐

Zählen Sie die jeweils angekreuzten Werte zusammen.

Auswertung:

10 bis 15 Punkte:	Präsentation ist für Sie kein bedeutendes Problem.
16 bis 20 Punkte:	Sie kommen weitgehend zurecht.
21 bis 30 Punkte:	Ihre Präsentationskompetenz ist verbesserungswürdig.
über 30 Punkte:	Es ist jetzt höchste Zeit, dass Sie etwas in dieser Sache tun.

3.4 Angst- und Stressbewältigung

Die Alltagsbedeutung des Wortes Stress ist für jeden aus eigener Erfahrung geläufig. Man wird mit Belastungen konfrontiert, man fühlt sich beansprucht und ist sich nicht sicher, wie man damit umgehen kann und ob man die Situation mittels eigener Kräfte optimal in den Griff bekommt. Es kommt zu Unruhe, Erregung, Nervosität und Angst.

Aber verschiedene Menschen reagieren auf dieselben äußeren Umstände nicht mit dem gleichen Ausmaß an Stress. Ein stressreiches Ereignis, wie es eine Prüfung oder ein Vortrag sein kann, lässt sich nämlich auf verschiedene Weisen bewerten, und daraus ergibt sich ein jeweils anderer Umgang mit der Situation.

Aber Stress ist nicht gleich Stress. In der Fachsprache wird unterschieden zwischen Eustress (griechisch eu = gut) und Disstress (lateinisch dis = schlecht). Eustress ist die Spannung, welche die Menschen am Leben erhält. Jeder von uns braucht ein bestimmtes Maß an Belastung, sie ist nötig, um seine körperlichen, seelischen und geistigen Möglichkeiten zu entwickeln und um in Form zu bleiben. Doch fühlen wir uns überfordert, entsteht Disstress. Wenn »zu viel an Stress« dauerhaft auf uns einwirkt, macht es uns krank.

Ein Student, der sich auf das Examen vorbereitet und dies als Herausforderung einschätzt, wird wahrscheinlich mehr Anstrengung investieren. Bewertet er dagegen die Aufgabe als Bedrohung, wird er ihr aus dem Weg gehen, die Arbeit aufschieben oder sie verdrossen oder ängstlich in Angriff nehmen. Er wird sich dabei von vielen anderen Dingen ablenken lassen und so nur ein mangelhaftes Ergebnis erzielen.

Nicht jeder reagiert unter gleicher Belastung auf ein und dieselbe Weise. Wir strengen uns mehr an oder geben schnell auf, wir suchen aktiv nach Lösungen oder ziehen uns passiv in uns selbst zurück.

Wovon hängt unsere Reaktion auf Stress ab? Die Ergebnisse der Stressforschung zeigen, dass hierbei das Verhalten sowohl von Merkmalen der Situation als auch von Merkmalen der Person wechselseitig beeinflusst wird.

In welchem Zusammenhang wird Ihre Leistung von anderen bewertet? Wie gehen Sie mit Prüfungs- und Leistungssituationen um? Welche Situationen versetzen Sie in Stress, vielleicht sogar in Angst?

Die folgenden Tests erheben Ihr typisches Stressverhalten und sind ein Maß Ihrer Stressbewältigungskompetenz. Sie können damit Ihr persönliches Stress-Bewältigungs-Rezept erstellen.

Wie reagieren Sie in akuten Stresssituationen?

Wie fühlen Sie sich im Allgemeinen in Angst- oder Stresssituationen?

Wählen Sie im Folgenden bei jeder einzelnen Feststellung aus, in welchem Maße diese für Sie in einer akuten Stresssituation zutrifft, und kreuzen Sie den entsprechenden Wert an.

Besorgnis	STIMMT			
	fast nie 1	manch- mal 2	häufig 3	fast immer 4
Ich denke daran, wie schlecht ich die Situation bewältige.	☐	☐	☐	☐
Ich mache mir Gedanken, dass es schiefgehen könnte.	☐	☐	☐	☐
Gedanken über mein Abschneiden stören mich bei der Arbeit.	☐	☐	☐	☐
Gedanken an andere Dinge stören mich, und es fällt mir schwer, mich zu konzentrieren.	☐	☐	☐	☐
Ich gehe davon aus, dass ich versagen werde.	☐	☐	☐	☐
Besorgniswert:	☐	☐	☐	☐

Selbstvertrauen	STIMMT			
	fast nie 1	manch mal 2	häufig 3	fast immer 4
Ich bin zuversichtlich, dass ich es schaffen werde.	☐	☐	☐	☐
Ich bin locker und entspannt.	☐	☐	☐	☐
Ich bin optimistisch, was meine Leistung betrifft.	☐	☐	☐	☐
Ich bin voller Selbstvertrauen.	☐	☐	☐	☐
Ich genieße die Spannung und den Nervenkitzel.	☐	☐	☐	☐
Selbstvertrauenswert:	☐	☐	☐	☐

Befindlichkeit	STIMMT			
	fast nie 1	manch mal 2	häufig 3	fast immer 4
Ich bin körperlich stark angespannt oder zittere.	☐	☐	☐	☐
Ich habe Schweißausbrüche, starkes Herzklopfen oder ein komisches Gefühl im Magen.	☐	☐	☐	☐
Ich fühle mich verwirrt und durcheinander oder habe ein beklemmendes Gefühl.	☐	☐	☐	☐
Ich bin so nervös, dass ich kaum noch richtig arbeiten kann.	☐	☐	☐	☐
Ich nehme Beruhigungsmittel oder Drogen zur Beruhigung oder Anregung.	☐	☐	☐	☐
Befindlichkeitswert:	☐	☐	☐	☐

Zählen Sie die angekreuzten Werte zusammen und tragen Sie die Summe in die Ergebnistabelle ein.

Ergebnistabelle:

Besorgniswert: ______________________________

Selbstvertrauenswert: ______________________________

Befindlichkeitswert: ______________________________

Sind Sie stressgeschädigt?

Dauerstress und Stress, der nicht abgebaut wird, überfordert den Organismus. Es kommt zu körperlichen und seelischen Folgeschäden.

Kreuzen Sie diejenigen Punkte an, welche häufig, regelmäßig oder ständig auf Sie zutreffen:

Körperliche Symptome durch Stress	STIMMT
Abwehrschwäche, Krankheitsanfälligkeit.	☐
Hoher Blutzucker	☐
Hoher Blutfettwert oder Bluthochdruck	☐
Herzprobleme, sofern nicht angeboren, oder Kreislaufstörungen, z. B. als Schwindelgefühle	☐
Hitzewallungen, Kopfschmerzen	☐
Schlafstörungen	☐
Atemnot (Engegefühl)	☐
Verdauungsstörungen, Magenprobleme, Sodbrennen	☐
Durchblutungsstörungen (z. B. kalte Füße oder Hände)	☐
Seelische Symptome	☐
Ich bin häufig gereizter Stimmung.	☐
Ich versuche oft, dominant zu sein und mich durchzusetzen.	☐
Ich habe Schwierigkeiten, Entscheidungen zu treffen.	☐
Ich habe Lern- und Arbeitsschwierigkeiten, verliere leicht die Selbstkontrolle oder Selbstdisziplin.	☐
Habe oft Gefühle von Niedergeschlagenheit ohne äußeren Anlass oder starke Stimmungsschwankungen innerhalb kurzer Zeit.	☐
Ich fühle mich häufig bedroht, bedrückt oder belastet.	☐
Ich verspüre oft eine Ziel- oder Planlosigkeit und weiß nichts mit mir anzufangen.	☐
Ich habe häufig das Gefühl, Situationen oder Personen nicht mehr gewachsen zu sein.	☐
Summe der angekreuzten Symptome	

Zählen Sie die Anzahl der Aussagen zusammen, die auf Sie zutreffen.

Summe der angekreuzten Symptome:	
weniger als 3 Symptome:	Sie können mit sich zufrieden sein. Sie können gut mit Stress umgehen.
3 bis 6 Symptome:	Sie können Ihren Stress wohl bewältigen, können aber eventuellen Folgeschäden durch Dauerstress vorbeugen.
7 und mehr Symptome:	Es ist dringend ratsam, die Selbsthypnose-Strategien zur Vermeidung unerwünschter Stressfolgen und zur Verbesserung Ihres Gesundheitszustandes anzuwenden.

Sind Sie ein Stresstyp?

Stress – Lust oder Frust – was stimmt für Sie? Überprüfen Sie hier Ihr Verhalten und Ihre Einstellungen anhand der folgenden Fragen. Der Test stellt eine wichtige Grundlage Ihrer Stressbewältigung dar.

Kreuzen Sie im Folgenden die Aussagen an, von denen Sie meinen, dass sie auf Sie zutreffen.

Stressbewältigung	STIMMT
Arbeiten erledige ich ruhig und sorgfältig.	☐
Ich lasse mir beim Arbeiten Zeit und komme dabei auch gut voran.	☐
Ich lege immer wieder eine Erholungspause ein und habe dabei keine Schuldgefühle.	☐
Ich kann sehr wohl einige Dinge gleichzeitig erledigen, es macht auch mehr Spaß.	☐
Wichtiger als Karriere, Status oder Wohlstand ist für mich: innere Ruhe, innerer Frieden und Beschaulichkeit.	☐

Mir ist es ziemlich egal, was andere von mir denken, solange ich weiß, dass ich meine Arbeit einigermaßen sauber und zuverlässig erfülle und meinen Pflichten nachkomme.	☐
Ich brauche meist etwas länger, um neue Informationen zu verarbeiten, aber dann bleiben sie auch haften.	☐
Ich finde, man sollte das Leben nehmen, wie es ist und versuchen, so gut wie möglich über die Runden zu kommen.	☐
Schicksal ist etwas, was ich nicht lenken kann. Genauso wie einen Glücksfall muss ich auch einen Schicksalsschlag oder Misserfolg einstecken.	☐
Wenn mehr anliegt, als ich auf einmal erledigen kann, so arbeite ich eins nach dem anderen ab.	☐
Anzahl der zutreffenden Aussagen:	

Auswertung:

Je mehr Antworten Sie angekreuzt haben, um so mehr neigen Sie dazu, auf Stress gelassen zu reagieren. Je weniger Aussagen für Sie stimmen, um so mehr neigen Sie dazu, unter Stress »aufzublühen«.

Es besteht die Gefahr, den Stress als Droge zu verwenden. Die bei Stress in den Körper ausgeschütteten Hormone können bei Ihnen eine Wirkung wie eine Droge haben, ein High-Gefühl produzieren.

Bei aller Lust nach Leistung und Erfolg – bedenken Sie, dass der Verschleiß bei Ihrer Lebensart zwangsläufig größer ist. Die Gefahr zu Herz-Kreislauf-Erkrankungen ist deutlich erhöht.

Ihr persönliches Kompetenz- und Stressbewältigungs-Profil

Tragen Sie in die folgende Tabelle die Ergebnisse der in diesem Kapitel ausgefüllten Fragebögen ein.

Testresultate aus den Problembereichen:

1. Aneignung ______________________
2. Präsentation ______________________
3. Akutes Stressverhalten ______________________
4. Stresssymptome ______________________
5. Stresstyp ______________________

Vergleichen Sie die Werte und Einschätzungen in den genannten Problembereichen. Welcher Bereich ist für Sie am drängendsten? Welcher berührt Sie am meisten? In welchem möchten Sie an sich arbeiten?

3.5 Die Stärken meiner Schwächen

Meist ärgert man sich über seine Fehler. Das ist völlig falsch. Es gibt nämlich keine grundsätzlichen Fehler.

Das scheint so offensichtlich falsch zu sein, dass Sie gar nicht zögern. Die Faulheit, die Streitsucht, das Rauchen, die Oberflächlichkeit, die Unehrlichkeit, die Feigheit und wie die Untugenden alle heißen. Jeder kennt sie, und hat man eine von ihnen, so möchte man sie natürlich loswerden. Keine Frage, oder doch?

Frau N., Ende Vierzig, etwas übergewichtig, wollte sich das Rauchen abgewöhnen (dreißig Zigaretten täglich). Am liebsten wollte sie auch noch abnehmen dabei. Das war natürlich etwas viel. Also entschied sie sich, zuerst mit dem Rauchen aufzuhören. Sie hatte wirklich gute Absichten, sah die Gefahren und meinte es ernst.

Viele Versuche waren bisher gescheitert. Deshalb ging sie diesmal zu einem Psychotherapeuten und ließ Sorgfalt walten. Bevor das Rauchen reduziert wurde, betrachtete er es sorgfältig. So auch die Rolle, die die Hand dabei spielte.

Frau N. nahm ganz langsam eine Zigarette zwischen die gewohnten zwei Finger und hielt sie dort eine Weile, ohne sie anzuzünden, und ließ ihre Gedanken in die Vergangenheit gehen.

Nach einiger Zeit begann ihre Hand zu zittern, und sie sagte wie vom Blitz getroffen: »Jetzt erinnere ich mich, wann es mit dem Rauchen begann. Es war, als mein Mann starb.« Die Hand selbst hatte ihr geholfen, den Faden zurückzuverfolgen, und ihr wurde klar, dass das Rauchen wie ein ununterbrochen wiederholter Versuch war, etwas nicht Abgeschlossenes zu Ende zu bringen. Mit jeder Zigarette hat Frau N. unbewusst den Kontakt zu dem plötzlich verstorbenen Mann aufrechterhalten.

Nach dieser Erkenntnis rauchte sie nur mehr sechs Zigaretten, und zwar mit der andern Hand. Und dachte dabei jedesmal an ihren Mann.

Wenn wir unsere schwachen Seiten zu würdigen wissen, verlieren sie an Macht über uns. Deshalb ist es eine interessante Möglichkeit, unsere Fehler erst einmal als Lösungsversuch zu betrachten. Als einen, der zu irgendeinem Zeitpunkt im Leben sinnvoll war – dann aber zur Gewohnheit wurde.

Können Sie sich vorstellen, dass Ihre Unkonzentriertheit, Faulheit, Vergeßlichkeit oder was Sie sonst noch plagt einmal einen sinnvollen Platz hatte oder gelegentlich noch hat? Dann geht es nicht mehr darum, diese Seite an sich zu verdammen. Damit machen Sie sie sich zum Feind. Und Sie werden viel Energie im Kampf dagegen aufzehren. Man sollte nicht gegen sich kämpfen, sondern dem, was man erworben hat, einen Platz einräumen. Wenn auch einen eingeschränkten. Aber damit diese

Einschränkung gelingt, müssen Sie Ihre Schwäche erst einmal würdigen.

Beginnen Sie damit, dass Sie sie ganz vergegenwärtigen:

Wie meine Schwäche auftritt:
In welcher Situation haben Sie sie zuletzt angetroffen?
Wie sieht sie aus, Ihre Schwäche? Welche Körperhaltung nehmen Sie automatisch ein, wenn Ihre Schwäche die Regierung übernimmt?
Wie verändert sich Ihre Stimme?
Was für Worte kommen dann über Ihre Lippen?
Welche inneren Sätze hören Sie?
In welcher Umgebung tritt Ihre Schwäche in Aktion?
Gegenüber welchen Menschen?
Und wie reagieren die auf Ihre Schwäche?

Nachdem Sie Ihre Schwäche noch einmal ganz lebendig erlebt haben, können Sie folgende Fragen beantworten:

Was erreicht Ihre Schwäche für Sie?

Heißt Ihre Schwäche Ängstlichkeit, dann bietet sie vielleicht ein bequemeres Leben.

Heißt Ihre Schwäche Niedergeschlagenheit, dann beschützt sie Sie vor weiteren Enttäuschungen, oder sie gibt Ihnen etwas Gemeinsames mit einer anderen Person.

Heißt Ihre Schwäche Disziplinlosigkeit, dann gibt es vielleicht jemanden, gegen den Sie auf diese Weise wirksam revoltieren.

Was verhindert Ihre Schwäche für Sie?

Etwa, dass Sie sich Unsicherheiten aussetzen müssen (Angst), dass Sie jemandem durch Tüchtigkeit Konkurrenz machen (Resignation), dass Ihre Leistungsfähigkeit überprüft wird (Arbeitschaos)?

Wie bringt Ihre Schwäche andere dazu, etwas für Sie zu tun?

Nimmt Ihnen vielleicht dadurch jemand etwas ab, was Sie sonst selbst tun müssten (Ängstlichkeit)? Tröstet Sie vielleicht jemand, wenn Sie genug gelitten haben (Traurigkeit)?

Wenn Sie Ihre Schwäche genauer ansehen, ist sie vielleicht nur in ganz speziellen Situationen nützlich, oder sie war es einmal vor langer Zeit. Würdigen Sie als Erstes Ihre Schwäche, indem Sie Ihr einen Brief schreiben; etwa so:

»Liebe Niedergeschlagenheit,

wenn Du ganz von mir Besitz ergreifst, dann fühl' ich mich so richtig schlapp und weich in den Knien. Mein Rücken ist wie aus Gummi, und ich krieche mehr, als dass ich gehe. Ich bin ein Wurm, der darauf wartet, zertreten zu werden. Das ist alles, was ich dann verdient zu haben glaube. Meine Stimme ist ganz dünn und zittrig. Keiner muss befürchten, von mir angeschrien zu werden. Vor mir sehe ich die versammelte Autorität der strengen Onkel, Lehrer, Beamten und Eltern. Alle zeigen mir, dass ich ein Nichts bin.

So bin ich ein ungefährlicher und unauffälliger Zeitgenosse. Niemand hat Angst vor mir. Ich werde geschont. Du erreichst für mich, dass man mich tröstet und größere Belastungen von mir fernhält. Meine Partner fühlen sich großartig in meiner Gegenwart. Sie reichen mir die Hand, um mir aufzuhelfen. Es fallen immer ein paar Brotkrumen ab, die man mir gerne gibt.

Ach, liebe Niedergeschlagenheit, Du tust wirklich viel für mich. Manchmal fühlen sich die anderen sogar ein wenig schuldig, und ich darf sie dann trösten. So steigt mein Ansehen. Auch kommt es vor, dass mir ein ungeduldiger Mensch schnell helfen will und mir Mut zuspricht. Dann kann ich ihm zeigen, dass es überhaupt nichts nützt. Er kann sich an mir die Zähne ausbeißen, wenn ich will – ohne dass er mir ernsthaft böse sein kann. So hab' ich sogar ein bisschen Macht über die anderen.

An Tagen, wo ich keine großen Sprüche machen möchte, bist Du wirklich Gold wert, liebe Niedergeschlagenheit. Auch meinem Boss gegenüber bist Du genau das Richtige. Der kann Widerspruch überhaupt nicht ab. Der wird immer ganz menschlich, wenn Du ihm entgegentrittst.

Ja, ich weiß Dich zu schätzen und werde Dir einen Platz geben, an dem Du gut aufgehoben bist. Dort kann ich Dich immer abrufen, wenn ich Dich brauche. Du gehörst zu meinem Inventar.

Bis zum nächsten Mal, sei bitte da, wenn ich Dich brauche

Dein Teilhaber«

So haben Sie Ihrer Schwäche einen passenden Platz in Ihrem Leben gegeben, so dass Sie wissen, wann Sie sie in Anspruch nehmen wollen – in Gegenwart welcher Personen, in welchen Situationen, in welcher Stimmung. Sie können dann eine Besuchsregelung vereinbaren, eine Quote, mit der Sie Ihre Schwäche im Vergleich zur tüchtigen Seite in Ihrem Leben zulassen: Vielleicht 20 zu 80 % oder 40 zu 60 %? Finden Sie einen Wert, der ausdrückt, wie viel und wie oft Sie diesen Teil noch brauchen können.

Nachdem Sie das getan haben, können Sie noch ein Maskottchen aussuchen, das Sie an geeigneter Stelle plazieren, so dass Sie es immer sehen können, wenn Sie wollen. Zum Beispiel einen flachen Stein für Ihre Niedergeschlagenheit oder eine kleine Teufelspuppe für Ihre Unordentlichkeit. Niemand muss wissen, was dieses kleine Symbol für Sie bedeutet. Aber Sie wissen es.

Nun wenden Sie sich dem Teil zu, der sich verändern will: dem tüchtigen, selbstsicheren, disziplinierten Teil. Dazu brauchen Sie Ihre Stärken, die Sie im nächsten Abschnitt auf die Bühne bitten.

3.6 Was sind Ihre Stärken?

Vielleicht haben Sie bemerkt, dass Sie in bestimmten Bereichen genau die erforderliche Kompetenz haben (z.B. Ruhe oder Konzentrationsfähigkeit), die Sie aber bisher in den kritischen Situationen nicht zur Verfügung hatten (z.B. in der Prüfungsvorbereitung, in Prüfungssituationen).

Wie ein Flugzeugführer, der es genießen kann, über die Wolken zu fliegen, doch es als bedrohlich empfindet, vor anderen Menschen reden zu müssen. Hier beginnt er zu schwitzen und wird nervös.

Auf der anderen Seite eine Geschäftsfrau, die Spaß daran hat, sich im Gespräch mit anderen auseinanderzusetzen oder vor anderen längere Reden oder Vorträge zu halten. Vor dem Fliegen aber hat sie eine höllische Angst. Schon der Gedanke, keinen festen Boden unter den Füßen zu haben und sich dieser Gefahr auszusetzen, macht sie nervös und unruhig.

Wer von beiden hat nun recht? Oder, was macht jeder von beiden auf seine Weise falsch?

Angenommen, die beiden würden voneinander lernen (nein, nicht auf die Ängste, sondern natürlich auf die Kompetenzen bezogen). Sie tauschen ihre Erfahrungen aus und benutzen das, was ihnen nützlich ist.

Was können Sie gut?

Was machen Sie gern? Was machen Sie gut? Gehen Sie einfach auf eine angenehme Entdeckungsreise: in der Gegenwart, vielleicht auch in die Vergangenheit. Erinnern Sie sich an das gute Gefühl, etwas gut gemacht zu haben. Vielleicht hören Sie sich selbst ein Lob aussprechen, fühlen ein anerkennendes Lächeln auf den Lippen. Vielleicht hören oder sehen Sie sogar die lobende Anerkennung einer sympathischen Person.

Wovon handeln Ihre Träume, vielleicht sogar Ihre Tagträume? (Alpträume bitte auf einen gesonderten Zettel genau und ausführlich aufschreiben. Diese Prozedur wiederholen, bis Sie mit Ihren Träumen wieder zufrieden sind).

Was ich gut kann, was ich gern mache, meine Stärken und angenehme Erinnerungen:

Schreiben Sie auf die rechte Seite Ihrer Liste, welches Gefühl Ihnen die jeweilige Erinnerung/Tätigkeit vermittelt.

So kann Ihnen z.B. eine sportliche Betätigung folgende Gefühle vermitteln: aktiv sein, das eigene Tun genießen, Geschicklichkeit, die Erfahrung, den inneren »Schweinehund« zu überwinden usw.

Anlass/Tätigkeit	Gefühl

Gehen Sie noch mal Ihre Liste durch, und überprüfen Sie, ob Sie bereits eine Vielfalt an Erfahrungen aufgeführt haben. Wenn nicht, können Sie auch noch mal auf die innere Reise gehen und dabei andere angenehme Erinnerungen mitnehmen.

Gut. Sie haben nun bereits einige Bereiche erfasst, aus denen Sie unmittelbar und mit dem Training für sich profitieren können.

3.7 Zusammenfassung

In diesem Kapitel wurde Ihr persönliches Verhaltensprofil in folgenden Bereichen erstellt: Aneignung und Präsentation von Wissen, Angst- und Stressbewältigung. Sie konnten damit den Verhaltensbereich bestimmen, in welchem Sie durch dieses Trainingsprogramm vermutlich am meisten profitieren. Sie haben sich an Ihre Stärken erinnert und welche Gefühle und Kompetenzen diese Ihnen vermitteln. Aber auch mit Ihren sogenannten Schwächen haben Sie sich auseinandergesetzt und gelernt, wie Sie sie für Ihre Ziele nutzen können.

4. Ziele der Selbsthypnose

4.1 Psychosomatische Umstellung

Karl M. war ein Mann in mittleren Jahren und hatte als Geschäftsführer in einem angesehenen Betrieb eine Stellung gefunden, mit der er zufrieden war. Er konnte der Zukunft ruhig entgegensehen, bis er eines Tages eine Notiz auf seinem Schreibtisch vorfand, er habe sich wegen Vernachlässigung seiner Aufgaben beim Chef zu rechtfertigen. Irgend jemand hatte ihn angeschwärzt. Nach kurzer Überlegung war ihm klar, aus welcher Ecke die üble Nachrede gekommen sein musste. Aber das half nicht viel. Er musste selbst für sich eintreten.

Die darauffolgende Nacht schlief Karl M. ziemlich unruhig. Am nächsten Morgen sammelte er unausgeschlafen und missmutig Unterlagen zusammen, die seine Tätigkeit dokumentierten.

Auf dem Weg zum Chef besann er sich auf das Selbsthypnose-Training, das er vor einigen Jahren gemacht hatte. Vor der Tür atmete er tief ein und langsam und vollständig aus, genoss die Sekunde der Stille vor dem nächsten Einatmen und trat ruhig in das Vorzimmer ein. Während der wenigen Minuten des Wartens fiel sein Blick auf das Bild an der gegenüberliegenden Wand. Es stellte eine Baumgruppe am Fluss dar.

Für ein paar Sekunden schloss Karl die Augen. Er hörte den Verkehr auf der Straße vorbeirauschen und erinnerte sich an einen Spaziergang am Meer. Er hörte das sich wiederholende Rauschen, sah die Wellen vor seinem inneren Auge auf sich zukommen, sich überschlagen und zusammenbrechen, bis sie schließlich vor seinen Füßen im Sand versickerten.

In diesem Moment ging die Tür auf. Er erhob sich, trat ohne zu zögern ins Zimmer und begrüßte den Direktor, der ihm nicht unfreundlich erschien.

Innerlich fühlte sich Karl M. weit weg und sah den Chef mit den Füßen von Wellen umspült im Wasser stehen. Er musste in sich hineinlächeln. Dann fixierte er den Reflex auf dem Brillenrand seines Gegenübers und spürte, wie sich sein Blick weitstellte.

Als er jetzt seinem Gesprächspartner ins Gesicht sah, nahm er alles wahr und sah doch durch ihn hindurch. Er war vollkommen ruhig, ja fast freute er sich auf die Konfrontation. Ein wenig kam er sich vor wie bei einem Duell in einem alten Mantel-und-Degen-Film. Gelassen öffnete er seinen Aktenkoffer und legte die vorbereiteten Papiere auf den Tisch.

Das Gespräch verlief ruhig, ja sogar zeitweise heiter. Ohne große Anstrengung gelang es Herrn M., die Bedenken des Direktors auszuräumen; er war rehabilitiert. Tatsächlich waren sich die beiden sogar ein bisschen nähergekommen und verabschiedeten sich freundschaftlich.

Die Technik der Selbsthypnose erweist sich in unterschiedlichen Bereichen als nützlich. Hypnose ist die schnellste Art der effektiven Entspannung. Aber sie ist nicht nur ein Mittel, um sich ruhigzustellen. Auch das Gegenteil kann damit erreicht werden: äußerste Wachheit und schnelle Reaktionsbereitschaft. Einerseits die Fähigkeit, Abstand zu gewinnen, andererseits ganz dabeizusein – beides kann durch Selbsthypnose gesteigert werden.

Dabei handelt es sich ganz allgemein um eine Umstellung des Organismus in einen Zustand, in dem mehr unwillkürliche Reaktionen möglich werden. Unwillkürlichkeit ist immer sinnvoll, wenn es nicht gelingt, einen Handlungsablauf durch willentliche Vornahme zu verbessern.

Ein vertrautes Beispiel hierfür ist das Einschlafen. Einschlafen geschieht unwillkürlich. Die Absicht, es zu beschleunigen, verhindert es. Bei sportlichen Bewegungsabläufen verhält es sich für die letzten 20 % der Höchstleistung ähnlich. Am Leistungsmaximum führt die Absicht, noch mehr zu wollen, häufig zur Verkrampfung und damit zur Leistungsminderung.

Die Bewältigung von emotionalen Belastungen ist ein weiteres Beispiel dafür. Wenn Sie erkennen, dass Sie Angst haben, und entsetzt feststellen, dass Sie sie nicht haben wollen, vermehrt das Entsetzen über Ihre mangelnde Ruhe allein schon die Angst. Sie kennen sicher die Erfahrung, dass Sie unbedingt eines dieser

Ziele erreichen wollen; und je mehr Sie sich anstrengen, desto schlechter wird das Ergebnis.

Bei all diesen Vorgängen scheint es so zu sein wie bei dem bekannten Bild des Tausendfüßlers, der in dem Moment stolpert, wo er darüber nachdenkt, wie er die Beinchen am besten setzen soll. Oft ist es dann wirksamer, den Organismus zu lassen, anstatt ihn zu etwas bringen zu wollen. Auch für die soziale Wahrnehmung und die Geschicklichkeit in der Kommunikation trifft dies zu. Selbsthypnose kann das Erreichen derartiger mit dem Willen nicht bezwingbarer Ziele erleichtern.

Vieles spricht außerdem dafür, dass der durch Hypnose induzierte Zustand dem Organismus hilft, seine Abwehr zu stärken und bestimmte Krankheiten zu bekämpfen. Das kann damit zusammenhängen, dass durch Hypnose Stress abgebaut wird. Da Stress die körpereigene Abwehr schwächt, ist seine Vermeidung heilsam. Es ist nachgewiesen, dass mit Hypnose Virusinfektionen wie Warzen oder Herpes eingedämmt und allergische Reaktionen gelindert werden können. Es ist sogar gezeigt worden, dass Hypnose die Überlebenszeit von Krebspatienten verdoppelt.[4]

In allen Fällen lernen die Betroffenen Selbsthypnose. Es scheint so zu sein, dass durch die Anwendung der Selbsthypnose eine Umstellung des Organismus erfolgt, die prinzipiell bei jedem Menschen vorgesehen ist. Diese Umstellung macht nicht nur mehr Unwillkürlichkeit möglich, gibt also dem Körper mehr Spielraum, sondern lässt auch einen größeren mentalen Einfluss auf den Körper zu.

[4] Spiegel et al., 1989.

4.2 Weniger Stress

Franziska B. hatte ihre Examensarbeit lange vor sich hergeschoben. Immer noch hatte sie nicht genug gelesen. Sie ist ein sehr gewissenhafter Mensch und wollte es den Prüfern recht machen. In ihrem Auftreten ist sie bescheiden, fast unauffällig. Sie hat gelernt, dass man sich auf sie verlassen kann.

Nächtelang grübelte sie darüber nach, was für die Arbeit noch gelesen werden musste, bevor sie sich an die Niederschrift machen könnte. Immer wieder fiel ihr noch etwas ein. Bücher oder Zeitschriftenartikel in den Archiven müssten doch noch gründlicher nachgelesen werden. Inzwischen war die Zeit eng geworden. Sie hatte bereits eine Fristverlängerung erbeten und ahnte, dass das Schreiben viel langsamer gehen würde, als sie ursprünglich vorgesehen hatte.

Unausgeschlafen und grübelnd begann sie im Allgemeinen den Tag, von Kopfschmerzen geplagt und nervös. Sie machte sich Vorwürfe. Dabei krampfte sich ihr Herz zusammen. Eine furchtbare Mischung aus Scham, Schuld und Verzweiflung machte sich in ihr breit und lähmte ihre Arbeitskraft. Sie vertat ihre Zeit mit kleinen Dingen des Alltags wie Erledigungen, im Haushalt aufräumen oder Unterlagen sortieren. Auf diese Weise lenkte sie sich ab und verringerte zunehmend die Chance, rechtzeitig fertig zu werden. Am Ende musste sie sich krank schreiben lassen und fühlte sich in jeder Hinsicht miserabel.

Der Organismus ist darauf eingerichtet, mit plötzlichem Stress fertig zu werden. Stress kann durch drohenden oder vermeintlich drohenden Angriff, Verlust oder Leistungsanforderungen entstehen. Dafür sind drei reflexartigen Reaktionen vorgesehen, die von Stressforschern wie Selye, Lazarus und anderen erforscht worden sind: Kampf, Flucht oder sich totzustellen. Die erste Reaktion ist mit Wut, die zweite mit Angst und die dritte mit Depression verbunden.

Physiologisch sind diese Reaktionen mit der Ausschüttung bestimmter Hormone wie Adrenalin, Noradrenalin und Kortisol gekoppelt. Der Körper wird dabei auf die genannten Reaktionen vorbereitet. Für die Kampf- oder Fluchtreaktion erhöhen sich Wachheit, Atemfrequenz, Muskelspannung und Blutgerinnungsfähigkeit, die Blutgefäße verengen sich. Für die Totstellreaktion vermindern sich die Muskelspannung und die Aufmerksamkeit, die Atmung verflacht.

Solche Notfallreaktionen sind für einen kurzen Moment nützlich und verträglich, als Dauerzustand aber für den Organismus schädlich. Sie führen zu Krankheiten wie Bluthochdruck und Arterienverkalkung, zur Herabsetzung der Immunabwehr und der damit verbundenen Krankheitsanfälligkeit, zur Strapazierung des Magen-Darm-Traktes und zu anderen psychosomatischen Erscheinungen, deren Mechanismen zum Teil noch nicht vollständig erforscht sind. Es konnte aber z.B. gezeigt werden, dass Ratten bei exzessivem Stress in großen Mengen Kortisol ausschütten. Dabei gerät das Immunsystem durch dieses Hormon, das normalerweise die Fähigkeit des Körpers, mit Infektionen fertig zu werden, erhöht, völlig aus den Fugen. Die Ratten hatten außerdem nach dem Experiment Magengeschwüre.

Jeder Mensch entwickelt individuell bevorzugte Stressanzeichen. Bei Franziska B. waren es Kopfschmerzen an beiden Schläfen, Herzkrämpfe und Schlaflosigkeit. Solche Reaktionen werden zum Teil durch Anforderungen im Alltag ausgelöst. Zum Teil sind es jedoch nicht die objektiven Tatsachen, die die Reaktionen erforderlich machen, sondern die Art, wie wir sie sehen.

Das haben schon die Stoiker im alten Rom gewußt (z.B. Epiktet im ersten Jahrhundert nach Christi Geburt). Es kann nämlich durchaus Spaß machen zu kämpfen, den Gegner durch Schnelligkeit hinter sich zu lassen oder durch ein dickes Fell die Dinge an sich abgleiten zu lassen.

Wenn Sie jedoch das Gefühl haben, dass eine Situation zum Stress wird, sollten Sie etwas dagegen unternehmen. Sowohl der objektive als auch der subjektive Anteil derartiger Überforderungen lassen sich verändern, so dass ein Dauerstress verhindert werden kann. Selbsthypnose kann Ihnen dabei helfen.

Stellen Sie zunächst fest: Was ist Ihre typische Stressreaktion?

☐ Kopfschmerzen	☐ Atemnot
☐ Verspannung im Nacken	☐ Müdigkeit
☐ Verspannung im Rücken	☐ Unruhe
☐ Herzschmerzen	☐ Rauchen
☐ Magenschmerzen	☐ Trinken
☐ Diarrhöe	☐ Essen
☐ Hautrötung	☐ ____________
☐ Hautjucken	☐ ____________

In Kapitel 5 finden Sie fünf verschiedene Anleitungen zur Selbsthypnose. Dann folgen Vertiefungsinstruktionen und später (in Kapitel 7) Hilfen, die die Umsetzung in die Praxis erleichtern: die Anwendung posthypnotischer Suggestionen, um die Rückkehr in den Trancezustand zu fördern, der Umgang mit Ablenkungen und eine Anleitung dazu, wie Sie den Übungsfortschritt bewerten können. Vermeiden Sie am Anfang die Übungen, die sich mit Ihren sensiblen Punkten befassen und mit Ihrer typischen Stressreaktion zusammenhängen.

4.3 Auswahl der Methode

Nutzen Sie die Selbsthypnose, um psychosomatische Umstellung einzuleiten! Dazu gibt es mehrere Wege, und Sie müssen herausfinden, welcher Ihnen am leichtesten fällt. Sie lenken dabei immer Ihre Aufmerksamkeit von außen nach innen, vom Bekannten auf das Besondere.

Womit man am besten anfängt, hängt von den Wahrnehmungs-, Denk- und Verhaltensgewohnheiten ab.

Vielleicht ist es wichtig für Sie, die Augen nicht sofort zu schließen; dann wählen Sie die Fixationsmethode (Übung 5.3).

Wenn Sie gewohnt sind, genau auf körperliche Empfindungen zu achten, nehmen Sie zuerst die Ruheübung (Übung 5.2) und später die Levitationsübung (Übung 5.4).

Sind Sie ein Mensch, der über eine lebhafte Vorstellungskraft verfügt, dann ist die Imaginationsmethode (Übung 5.5) als Erstes geeignet.

Ist das Atmen für Sie völlig unbelastet (kein Heuschnupfen oder Asthma, keine Panikattacken), dann beginnen Sie am besten mit der Atemübung (Übung 5.1).

Sie können selbst herausfinden, was Ihnen am leichtesten fällt. Der folgende Test kann Ihnen dabei helfen.

Imaginationstest

Stufen Sie folgende Vorstellungen nach ihrer Deutlichkeit und Lebhaftigkeit ein:

Denken Sie an ein Familienmitglied, einen Freund oder eine Freundin, das/den/die Sie häufig sehen. Gehen Sie die Vorstellung, die vor Ihrem »geistigen Auge« entsteht, sorgfältig durch.

1. Der genaue Umriss von Gesicht, Kopf, Schultern und Körper

ganz undeutlich	1–2–3–4–5–6–7	sehr deutlich

2. Charakteristische Kopf- und Körperhaltungen

ganz undeutlich	1–2–3–4–5–6–7	sehr deutlich

Stellen Sie sich jedes der nachfolgend genannten Geräusche vor. Gehen Sie die Einzelheiten der Vorstellung, die vor Ihrem »geistigen Ohr« entsteht, sorgfältig durch.

3. Der Pfiff einer Trillerpfeife (z. B. bei einem Fußballspiel)

ganz undeutlich	1–2–3–4–5–6–7	sehr deutlich

4. Das Klatschen bei Applaus (z. B. bei einem Konzert)

ganz undeutlich	1–2–3–4–5–6–7	sehr deutlich

Stellen Sie sich vor, die nachfolgend genannten Dinge zu fühlen oder zu berühren; gehen Sie die Einzelheiten der Vorstellung, die auf Ihrer »geistigen Haut« entsteht, sorgfältig durch.

5. Sand

ganz undeutlich	1–2–3–4–5–6–7	sehr deutlich

6. Wolle

ganz undeutlich	1–2–3–4–5–6–7	sehr deutlich

Führen Sie in Gedanken nachfolgend aufgeführte Handlungen aus. Gehen Sie die Einzelheiten der Vorstellung, die an Ihren Armen, Beinen, Lippen etc. entsteht, sorgfältig durch.

7. Eine Treppe hinaufsteigen

ganz undeutlich	1–2–3–4–5–6–7	sehr deutlich

8. Etwas in die Hand nehmen

ganz undeutlich	1–2–3–4–5–6–7	sehr deutlich

Stellen Sie sich den Geschmack der nachfolgend genannten Dinge vor. Gehen Sie die Einzelheiten dieser Vorstellung auf Ihrem Mund und Ihrer Zunge sorgfältig durch.

9. Salz

ganz undeutlich	1–2–3–4–5–6–7	sehr deutlich

10. Zitrone

ganz undeutlich	1–2–3–4–5–6–7	sehr deutlich

Denken Sie an jeden der nachfolgenden Gerüche. Gehen Sie die Einzelheiten des Geruchs sorgfältig durch. Stufen Sie die jeweils ausgelösten Vorstellungen gemäß ihrer Deutlichkeit und Lebhaftigkeit mit Hilfe der Skala ein.

11. Frische Farbe

ganz undeutlich	1–2–3–4–5–6–7	sehr deutlich

12. Duft einer Blume

ganz undeutlich	1–2–3–4–5–6–7	sehr deutlich

Stellen Sie sich jede der nachfolgend genannten Empfindungen vor. Gehen Sie die Einzelheiten der Vorstellung jeder Empfindung sorgfältig durch.

13. Ein rauher Hals

ganz undeutlich	1–2–3–4–5–6–7	sehr deutlich

14. Müdigkeit

ganz undeutlich	1–2–3–4–5–6–7	sehr deutlich

Zählen Sie jetzt die Antworten zusammen, und Sie erhalten ein

Vorstellungsprofil	**Werte (2–14):**
Bildliche Vorstellung (1 + 2)	______________
Hörvorstellung (3 + 4)	______________
Berührungsvorstellung (5 + 6)	______________
Bewegungsvorstellung (7 + 8)	______________
Geschmacksvorstellung (9 + 10)	______________
Geruchsvorstellung (11 + 12)	______________
Fühlvorstellung (13 + 14)	______________

Erreichen Sie hohe Werte in A, B, E oder F, dann sind Sie wahrscheinlich für Übung 5.5 besonders geeignet. Hohe Werte in C, D oder G deuten auf eine Eignung für Übung 5.2 und 5.4 hin. Entsprechend sollten Sie mit dieser Übung beginnen und die anderen später hinzunehmen, wenn Sie schon etwas Übung haben.

4.4 Zusammenfassung

In diesem Kapitel haben Sie etwas über die Ziele der Selbsthypnose und der psychosomatischen Umstellung während der Trance erfahren. Es wurde etwas über Stresssymptome gesagt und dass Selbsthypnose eine Möglichkeit darstellt, mit ihnen umzugehen. Anhand eines Vorstellungstextes wurde die Möglichkeit gegeben, einen für Sie günstigen Einstieg zum Erlernen von Hypnose wählen.

5. Anleitung zur Selbsthypnose

Die folgenden Übungen können Sie zuerst durchlesen, um zu entscheiden, welche für Sie der richtige Einstieg ist. Um die jeweilige Übung sinngemäß zu verinnerlichen, haben Sie mehrere Möglichkeiten:

- Sie lesen den Text selbst mehrfach durch, bevor Sie mit der Übung beginnen, und machen sich dazu Stichworte, bis Sie den Inhalt im Kopf haben, oder
- Sie lesen bei geöffneten Augen weiter und stellen sich dabei innerlich das im Text jeweils Beschriebene vor.
- Sie sprechen den Text auf ein Tonband und hören ihn über Kopfhörer ab. Mit dem Ausatmen sprechen Sie jeweils mit gleichmäßiger ruhiger Stimme, beim Einatmen können Sie pausieren.
- Sie können auch eine andere Person bitten, deren Stimme Sie gern hören, den Text für Sie auf Band zu sprechen.
- Wenn Sie auf ein Tonband verzichten wollen, lassen Sie sich den Text mehrfach vorlesen.

Vielleicht sind Sie sich am Anfang manchmal nicht sicher, ob Sie sich die vorgestellten Empfindungen nur einbilden oder ob Sie diese tatsächlich wahrnehmen. Das ist aber zunächst gar nicht so wichtig, das ist ganz in Ordnung so. Manche Menschen werden sich mit zunehmender Übung ihrer Empfindungen immer sicherer, anderen wird diese Unterscheidung immer unwichtiger.

5.1 Übung 1: Atem

Die Art und Weise, wie man atmet, beeinflusst die Emotionen. In der Aufregung atmet man oft schneller, in der Angst länger ein als aus und mehr in die Schultern, vor Zorn schnaubend atmet man tief ein und lange aus, beim Weinen stoßweise und in der Ruhe gleichmäßig – um nur ein paar Beispiele zu nennen.

Es sind bekannte psychosomatische Vorgänge, und Sie können sie umkehren, um einen neuen Zugang zu Ihrem Körper zu finden: Indem Sie die Atmung überprüfen und ändern, können Sie Ihre Befindlichkeit grundlegend beeinflussen.

Übung: Atem-Induktion

Am Anfang ist es gut, die Hand dabei auf den Bauch zu legen und zu beobachten, wie sie sich hebt und senkt. Achten Sie nun auf das Atmen.

Man kann in den Bauch atmen, das erhöht die Spannkraft. Man kann in die Schultern atmen, das erhöht die Alarmbereitschaft. Beginnen Sie, mehr und mehr in den Bauch zu atmen, und spüren Sie, wie sich die Bauchdecke beim Einatmen hebt und beim Ausatmen wieder senkt. Heben und Senken. Sichausdehnen und Zurückschwingen. Beim Einatmen nehmen Sie auf, was Sie brauchen. Beim Ausatmen geben Sie ab, was Sie nicht brauchen.

Wenn Sie beim Einatmen bis drei und beim Ausatmen bis vier zählen, können Sie mit jedem Ausatmen etwas tiefer in den Stuhl, das Bett sinken. Und dabei können Sie jedesmal ein bisschen von der Spannung abgeben, die Sie nicht brauchen. Es ist interessant herauszufinden, wo im Körper sich die Spannung sammelt, während der Rest sich entspannen kann. Die Spannung ist die Neugier, die Unruhe, das Interesse, die Sie brauchen, bis Sie sich sicher sind, dass Ihnen die Ruhe guttut.

Sie können nun das Ausatmen mit einen leisen Summton verbinden, indem Sie – so lange der Atem durch den Mund ausströmt – o-h-h-h-h-h ... klingen lassen und dafür die passende Tonhöhe finden. Am Ende schließen Sie den Summton damit ab, dass Sie den Mund schließen: o-h-h-h-h-h-h-h-h- ... hum.

Solche Laute werden in der Meditation verwendet und erleichtern es, die Aufmerksamkeit zu binden (ähnlich wie ein Fixationspunkt für die Augen). Finden Sie heraus, was sich verändert, wenn Sie eine Weile so atmen. Und wenn Sie auf den Moment der Stille achten, der in der kleinen Pause zwischen Ausatmen und erneutem Einatmen entsteht, dann werden Sie eine Vorstellung davon erhalten, wie es ist, in Trance zu gehen.

5.2 Übung 2: Fließende Ruhe

Man spürt die Panik an den körperlichen Erscheinungen der Unruhe: die eigene Hektik, die veränderte Atmung, das Zittern der Hände. Die Wahrnehmung dieser Dinge fördert das Gefühl der nahen Katastrophe, was wiederum zu noch mehr Hektik und zu den genannten vegetativen und hormonellen Stressreaktionen führt.

Ein Teil der Fertigkeit, überschießende Reaktionen des Körpers zu bändigen, besteht darin, sich innerlich von ihm zu distanzieren. Den Körper sich selbst zu überlassen bedeutet, die vertrauten psychosomatischen Rückkopplungsschleifen zu unterbrechen und so ihre fatale Wirkung zu verhindern. Wenn Sie lernen, Ihren Körper sich selbst zu überlassen und ihn vom bewussten Denken abzukoppeln, wird er Ihnen helfen, Ihre innere Freiheit wiederzugewinnen.

Übung: Entspannungs-Induktion

Wenn Sie sitzen oder liegen, spüren Sie die Unterlage. Beim Sitzen das Gewicht Ihres Körpers im Stuhl, Ihre Füße, die den Boden berühren. Und einer der beiden Füße ruht fester auf dem Boden als der andere. Während die Arme auf der Lehne liegen, können Sie die Hände getrennt auf Ihre Knie legen. Und es ist interessant herauszufinden, welche Hand sich schwerer und welche sich leichter anfühlt.

Bei jedem Ausatmen können Sie sich vorstellen, dass ein Teil davon durch die Arme, die Hände, die Finger strömt und durch die Fingerspitzen entweicht. Sie können sogar beginnen, das Kribbeln in den Fingerspitzen zu empfinden. Ihre Arme und Hände werden dabei ruhiger und träger und fühlen sich an, als wären sie aus einem Guss. Die Schultern, der Rücken, der Unterleib: Alles ist angenehm schwer und wie aus einer Masse gegossen.

Mit jedem Ausatmen können Sie etwas von der Spannung abgeben, fließt etwas ab. Durch die Füße wird es in die Erde abgeleitet. Aus den Fingerspitzen tropft es wie zähflüssiger Sirup oder Honig. Ihr ganzer Körper wird ruhiger, und später entwickelt sich ein Gefühl der Gleichgültigkeit. Es ist so, als könnten Sie Ihren Körper im Stuhl lassen, weil er dort gut aufgehoben ist. In Gedanken können Sie an einen anderen Ort gehen, wo es Ihnen sehr gut geht. Dort können Sie eine Weile bleiben, bevor Sie in diesen Stuhl zurückkehren.

5.3 Übung 3: Fixation

Der Körper reagiert auf das, was wir wahrnehmen. Geruch-, Geschmacks- und Gehörsinn sind den Reizen von außen ausgeliefert und können sich diesen kaum entziehen. Was aber unsere Augen wahrnehmen, das können wir lenken. Wir können damit, dass wir etwas Bestimmtes ansehen, die körperlichen und seelischen Reaktionen auf einfache Weise beeinflussen.

Denken Sie nur daran, wie man beim Betrachten von Unfallbildern zusammenschrickt, wenn man nicht durch die Medien schon abgebrüht ist. Oder an Landschaften, an denen man sich berauschen kann. Welche Reaktionen faschistische Symbole wie das Hakenkreuz auslösen oder all die vielen visuellen Anreize, mit denen die Werbung arbeitet.

Einige Meditationsformen nutzen diesen Mechanismus und verwenden einen visuellen Reiz, um innere Ruhe herzustellen. Meist eine Figur, um deren Mitte Ornamente symmetrisch angeordnet sind (Mandala). Ein Beispiel dafür aus der christlichen Tradition sind die Rosetten in den Kirchenfenstern. Dieser Effekt der Zentrierung der Aufmerksamkeit lässt sich auch für die Selbsthypnose nutzen.

Übung: Fixation

Machen Sie sich die veränderte Art zu atmen zunutze, nachdem Sie einen ruhigen Platz zum Sitzen gefunden haben. Am Anfang ist es günstig, einen bequemen Platz auszusuchen, den Sie für Ihre Übungen benutzen.

Suchen Sie einen Ruhepunkt für Ihre Augen. Dieser Punkt kann sich auch bewegen, nur sollte die Bewegung sich gleichmäßig wiederholen, wie die eines Uhrpendels oder Plattentellers. Vielleicht bevorzugen Sie aber auch ein festen Punkt, einen Reflex auf einem Glas, die Kontur eines Gegenstandes im Raum, einen Punkt an der Wand oder den Blick auf eine Landschaft. Sie können auch einen farbigen Klebepunkt an die Wand heften oder den Reflex auf Ihrem Ring am Finger auswählen. In jedem Fall soll das, worauf Sie Ihre Augen richten, beruhigend auf Sie wirken.

Eine Patientin, die zur Bewältigung ihrer Schmerzen Selbsthypnose lernte, schaute dazu auf einen Stein in einem Bild, das ihr viel bedeutete, weil es von ihrer Tochter stammte. Mit etwas Routine kann man die Augen in jeder Position entspannen.

Fixieren Sie diesen Punkt für eine Weile, ohne die Lider zu schließen. Betrachten Sie die Kontur oder den Reflex und die Veränderungen Ihres Fixationspunktes. Wenn es ein Fleck an der Wand oder auf dem Fußboden ist, können Sie darin verschiedene Formen sehen. Vielleicht ein Tier, eine Wolke, einen Baum oder ein Gesicht. Achten Sie darauf, wann sich die Form ändert.

Während Sie mit einem Teil Ihrer Aufmerksamkeit bei dem fixierten Gegenstand oder Punkt sind, können Sie mit einem anderen Teil Ihrer Aufmerksamkeit überprüfen, dass Sie ruhiger atmen und tiefer und fester in den Stuhl oder die Unterlage sinken. Nach einer Weile werden Sie Ihre Augen spüren. Sie werden trocken, und Sie verspüren das Bedürfnis, die Lider zu schließen. Oder die Augen beginnen ein wenig zu tränen. Sie können auch bemerken, dass die Lider beginnen, schwer und müde zu werden.

Überlassen Sie es Ihren Augen, wann Sie ihnen nachgeben. Es kann sehr angenehm sein, der Müdigkeit der Lider nachzugeben. Sie werden dann ganz schwer. Ein leichtes Flattern der Lider zeigt

Ihnen, dass Sie sich in einem Übergangszustand befinden. Überprüfen Sie, ob Sie sie zu früh geschlossen haben, indem Sie sie noch einmal öffnen, bevor Sie bereit sind, diesem angenehmen Gefühl von Schwere nachzugeben und dabei tief ausatmen.

Wenn Sie mehr Übung haben, können Sie lernen, mit offenen Augen in Trance zu gehen. Die Augen stellen sich dann so ein, dass sie in die Ferne blicken. Als würden Sie durch die Dinge in Ihrer unmittelbaren Nähe hindurchsehen. Sie behalten alles im Auge, ohne auf etwas Besonderes zu achten. Die Ruhe und Entspannung, die sich so oder so um Ihre Augen herum entwickelt, kann sich dann über die Wangen und den Rest des Gesichts ausbreiten und weiter über die Schultern und den Rücken, über die Arme bis in die Hände. Ebenso fließt sie über den Unterleib und das Gesäß in die Beine und in die Füße.

Dort geht es in den Boden über. Sie haben das Gefühl, mit ihm fest verbunden zu sein. Er nimmt alles auf, was abfließt. So wie der Wassergraben in der Wiese alles überflüssige Wasser aufnimmt. Wieder können Sie das Gefühl haben, Ihren Körper sich selbst zu überlassen, und in Gedanken an einen anderen Ort gehen, an dem Sie sich wohl fühlen.

5.4 Übung 4: Levitation

Wenn Sie bis hierher gefolgt sind, haben Sie bereits begonnen zu lernen, Ihren Blick weitzustellen, um sich von den Sie umgebenden Reizen zu distanzieren, ohne sie aus den Augen zu lassen. Ihren Körper können Sie mehr und mehr sich selbst überlassen, so dass er den Übersteuerungen der positiven Rückkopplung der Stressreaktion nicht mehr ausgesetzt ist. Und Sie können Ihre Atmung dazu einsetzen, eine angenehme Gefühlslage herzustellen. Damit haben Sie gute Voraussetzungen geschaffen, einen Trancezustand herbeizuführen.

Ein Ziel der Hypnose ist es, unwillkürliche Reaktionen zuzulassen, wo wir durch zu viel Absicht dem Körper die Möglichkeit nehmen, selbst die richtigen Lösungen zu suchen, obwohl er sie viel besser kennt als unser Bewusstsein.

Eine Übung, die Sie diesem Ziel einen Schritt näher bringt, ist die Einübung einer Hand- oder Armlevitation. Letztlich ist Trance etwas Alltägliches, in dem ein Teil der Aufmerksamkeit abgespalten wird, um sich mit etwas zu beschäftigen, das uns nicht zu jedem Zeitpunkt bewusst ist.

Sie kennen das vom Autofahren auf einer Ihnen gut bekannten Strecke. Sie kommen sicher am Ziel an, ohne sich im Einzelnen an die Fahrt erinnern zu können. Und doch haben Sie unwillkürlich alles Notwendige richtig gemacht: geschaltet, gekuppelt, gebremst, Vorfahrt und Gegenverkehr beachtet und noch vieles mehr. So, wie ein Teil von Ihnen beim Autofahren in Trance gehen kann, können Sie jetzt Ihre Hand in Trance gehen lassen, damit sie erfahren, wie leicht Sie Dinge unwillkürlich erreichen.

Übung: Levitation

Nehmen Sie die gewohnte Position aus den Vorübungen ein. Beginnen Sie, mit ein paar tiefen und ruhigen Atemzügen eine Beruhigung einzuleiten. Legen Sie die Hände getrennt auf die Stuhllehnen, Ihre Knie oder die Unterlage, wenn Sie liegen. Suchen Sie für Ihre Augen einen Fixationspunkt. Wenn Sie sitzen, wählen Sie ihn am besten auf dem Fußboden, so dass Sie mit weitgestelltem Blick die beiden Hände noch im Auge haben.

Prüfen Sie zunächst mehrfach durch willkürliches Kippen der linken und dann der rechten Hand aus dem Handgelenk, in welcher Hand Ihnen diese Kippbewegungen leichter fallen. Wiederholen Sie dasselbe mit Kippbewegungen der Unterarme aus dem Ellbogengelenk, dann mit der Anhebung des ganzen Armes aus dem Schultergelenk. Eine Levitation (unwillkürliches Anheben) kann nur mit der Hand, mit dem Unterarm oder dem ganzen Arm erfolgen. Stellen Sie auf diese Weise fest, welche Form der Arm- bzw. Handlevitation für Sie am natürlichsten ist.

Legen Sie dann die Hände so auf die Unterlage, dass Sie sie nur mit den Fingerspitzen berühren. Der Handteller ist dabei hohl und befindet sich ungefähr 5 cm über der Unterlage. Nun pressen Sie die Fingerspitzen drei Sekunden lang mit aller Kraft des ganzen Armes auf die Unterlage. Wenn Sie dann abrupt nachlassen, heben sich die Hände meist von allein (sog. Kohlstamm-Phänomen).

Auch wenn die Hände auf die Unterlage zurücksinken, stellen Sie fest, ob in der leichteren Hand zuerst ein Kribbeln oder ein Gefühl der Taubheit spürbar wird. Das kann sich von den Fingerspitzen über die Finger ausbreiten. Schließlich erreicht es das Handgelenk und überzieht Ihre Hand mit einem Gefühl von Unempfindlichkeit wie ein Handschuh. Sie können nach einer Weile nicht mehr genau sagen, ob Ihre Hand noch überall die Unterlage berührt oder ob sich schon eine Schicht – Bruchteile von Millimetern – dazwischengeschoben hat.

Das zunehmende Gefühl der Leichtigkeit beginnt im Allgemeinen damit, eine gewisse Spannung im Handteller zu verspüren. Weiter werden Sie leicht feststellen, dass mit jedem Einatmen der gesamte Oberkörper sich ein wenig hebt, und Sie können dieses Anheben bis in die Hand verfolgen. Nutzen Sie diese wiederkehrende Hebebewegung, um der Hand die Möglichkeit zu geben, das Gefühl der Leichtigkeit zu erfahren. Stellen Sie sich vor, dass sich unter der Hand ein Luftkissen befindet, das sich mit jedem Ausatmen mehr füllt, so dass die Hand allmählich gehoben wird. Anfangs sinkt sie mit dem Einatmen ein und hebt sich beim Ausatmen. Später wird das Luftkissen unter der Hand mehr und mehr gefüllt, so dass sie sich nur noch hebt.

Vielleicht ist die Vorstellung leichter, dass die Hand mit dem Ausatmen aufgeblasen wird wie ein Ballon und mehr und mehr schwebt. Sie können sich auch vorstellen, dass Luftballons, die mit unsichtbaren Fäden an den Fingern befestigt sind, die Hand behutsam nach oben ziehen. Es kann erleichternd sein, nichts dazu tun zu müssen. So, als ob Sie in der Badewanne liegen, in einem warmen duftenden Bad, und Ihre Arme auf der Oberfläche treiben wie ein Stück Holz.

Auch ohne dass sich Ihre Hand schon bei den ersten Versuchen hebt, kann Ihnen das Gefühl von Taubheit und Unempfindlichkeit auffallen. Sie können das prüfen, indem Sie eine Kneifprobe an der Haut auf dem Handrücken, mit Daumen und Zeigefinger der anderen Hand, vornehmen.

Dies ist eine Übung, die Sie zur Schmerzbewältigung einsetzen können. Wenn es Ihnen gelungen ist, das Taubheitsgefühl zuverlässig zu erzeugen, können Sie die Hand auf die schmerzende Stelle legen (den Rücken, die Wange), und das Gefühl von Taubheit wird sich übertragen.

Vorher ist jedoch Verschiedenes zu bedenken.

Der Schmerz kann das Signal für eine organische Schädigung sein, die behoben werden kann. Etwa Zahnschmerzen oder Bauchschmerzen oder solche, die von einer Zerrung oder anderen Verletzungen herrühren. Nur wenn die Ursache bekannt ist, z.B. bei einem Tumorpatienten, bei dem Schmerzen trotz der richtigen medizinischen Versorgung auftreten, wenn die Schmerzen von einer versorgten Wunde ausgehen oder wenn Sie beim Zahnarzt die Spritze vermeiden wollen, ist die hypnotische Schmerzbehandlung sinnvoll.

Wenn Sie die Handlevitation zur Routine für die Selbsthypnose machen wollen, werden Sie später in Trance gehen, auch wenn die Finger ganz unauffällig nur wenige Millimeter über der Unterlage schweben.

5.5 Übung 5: Imagination

Fantasie ist alles. Jedenfalls soll Einstein gesagt haben, dass Vorstellungen wichtiger als Gedanken sind. Sie beflügeln Engagement, Ausdauer und treiben manche Menschen zu unglaublichen Leistungen an. Die Vorstellung davon, als erster durchs Ziel zu gehen, lässt den Läufer seine letzten Reserven mobilisieren. Die Vorstellung einer geliebten Person löst Sehnsucht aus oder spendet Trost. Die Vorstellung von der Blutzufuhr lässt die Hand warm werden. Im Gehirn lässt sich eine vorgestellte Szene von einer tatsächlichen Wahrnehmung elektrophysiologisch kaum unterscheiden. Menschen können unter belastenden Bedingungen in Zustände geraten, wo sie Halluzination und Wirklichkeit nicht mehr unterscheiden können.

Die Vorstellung hat mehrere interessante Effekte. Sie kann körperliche Vorgänge auf »kleiner Flamme« initiieren und damit physiologische Reaktionen ins Rollen bringen, die gesundheitsfördernd oder gesundheitsschädigend sein können. Migräne-Patienten lernen z. B. in der Selbsthypnose, sich vorzustellen, wie ihre Finger und Hände besser durchblutet werden, wodurch die Gefäße an den Schläfen entlastet werden und so die Schmerzen, die aufgrund der Verkrampfung dieser Gefäße zustande kommen, sich verringern. Dazu stellen sie sich vor, wie die Adern in den Armen und Händen sich mit Blut füllen wie Feuerwehrschläuche mit Wasser, nachdem große Handräder an den entsprechenden Ventilen durch langsames Drehen geöffnet werden.

Die Vorstellung kann dabei auf zwei verschiedene Arten eingesetzt werden: Man kann etwas fokussieren, das einen Bewegungsablauf oder einen Heilungsprozess darstellt, wie in dem gerade beschriebenen Fall. Oder die Vorstellung konzentriert sich auf den Zielzustand, der erreicht werden soll, z. B. im Fall einer Person, die abnehmen will, auf das Bild der eigenen schlanken Erscheinung.

Ein weiterer Nutzen der Vorstellung besteht darin, dass mit ihrer Hilfe ein Gedanke in ein anderes Medium übersetzt werden kann, z. B. in ein Bild. Dadurch wird eine andere Bearbeitungsform für ein Problem möglich. So fand ein Ehemann für sein abweisendes Verhalten das Bild einer stacheligen Kastanie passend und fand damit zugleich die Alternative für sein Streitverhalten. Denn die Kastanie ist im Inneren glatt und angenehm anzufassen – eine Eigenschaft, die er bei sich auch wahrnahm und von der er in bestimmten Situationen häufiger Gebrauch machen konnte.

Ein dritter Nutzen der Vorstellung liegt darin, dass sie die Aufmerksamkeit absorbiert und dabei hilft, Bewusstsein und Körper zu entkoppeln. Wählen Sie für die Selbsthypnose zunächst ein Bild, das Sie aus der persönlichen Erfahrung gut kennen und das eine Situation darstellt, in die Sie sich in der Vorstellung leicht hineinbegeben können. Im Folgenden wird beispielhaft eine Bergwanderung beschrieben.

Übung: Imagination

Nachdem Sie es sich bequem gemacht haben, durch Ihre Atmung vielleicht schon innere Ruhe eingeleitet, für die Augen einen Fixationspunkt gefunden haben und das Gefühl der Unempfindlichkeit in Ihren Händen zu spüren beginnen, können Sie dem Gefühl der Schwere in Ihren Lidern nachgeben und in Gedanken an einen anderen Ort und in eine andere Zeit gehen.

Stellen Sie sich vor, Sie würden eine Bergwanderung machen. Nach einer Weile haben die Beine das richtige Tempo gefunden. Sie machen alles von allein. Sie müssen nicht darüber nachdenken, wie ein Fuß vor den anderen gesetzt wird. Sie können fühlen, wie die Sohle aufsetzt und nach vorn abrollt, wie sich das Gewicht verlagert und der Fuß sich abhebt. Sie können auch die Geräusche hören: den Sand und die Steine, die unter den Füßen knirschen, die kleinen Äste, die auf dem Weg liegen und unter Ihrem Schritt leise knackend nachgeben. In den Bäumen sind Vogelstimmen zu hören, und vielleicht rauscht auch der Wind in den Blättern. Die Luft ist in den Wäldern immer etwas feucht und kühl; an den Wangen und an den Händen ist das zu spüren – auch auf der Stirn. Der Geruch von alten Blättern und Waldboden, vielleicht auch von Tannen und Moos.

Allmählich sind Sie höher gekommen und haben eine Wiese erreicht. Sie können die verschiedenen Gräser und Blumen erkennen. Hohe Gräser mit schlanken Blättern, Kräuter mit breiten Blättern, weiße und gelbe Blumen und noch andere Farben. Die Sonne ist auf der Haut zu spüren, und ein frischer Lufthauch kühlt die Stirn und die Wangen. Sie steigen höher und höher, die Luft wird dünner und kühler, und Sie können freier atmen. Zugleich blicken Sie weiter nach unten in das Tal, wo die Menschen kaum noch zu erkennen sind, die Kühe und Pferde fast gleich aussehen. Die Häuser sehen wie Spielzeug aus. Wenn Sie nach vorn schauen, können Sie über das Tal den Berghang gegenüber sehen.

Indem Sie höher gehen, geht Ihr Blick mehr in die Weite. Vielleicht machen Sie eine Pause und sehen über den nächsten Berg in das nächste Tal. Lassen Sie sich auf einem Fels oder einer Bank nieder, und spüren Sie die Sonne auf Ihrer Haut. Sie streichelt Ihre Haut und wärmt Sie bis in Ihr Innerstes. Die dünne, klare Luft umgibt Sie wie eine Hülle, die Sie schützt. Sie beginnen zu spüren, dass Sie zur Luft gehören, die Sie umhüllt, und die Luft zu Ihnen.

Mit jedem Atemzug nehmen Sie etwas von der Luft in sich auf und geben etwas an sie ab. Dann gehen Sie weiter. Wenn Sie oben angekommen sind, können Sie die Ruhe genießen, ganz für sich.

Jeder Mensch hat andere Szenen, die ihm besonders vertraut und angenehm sind und in die er sich innerlich leicht hineinbegeben kann. Suchen Sie sich eine persönliche Rückzugssituation, die niemand kennen muss. Ihr eigenes »Sesam-öffne-dich«. Fertigen Sie ein ähnliches Skript davon an wie das vorangehende Beispiel. Solche Szenen können Urlaubserinnerungen und andere positive Erfahrungen sein wie etwa die folgenden:

- am Meer
- im Konzert
- an einem See
- in einer Wiese liegen
- Waldspaziergang
- Joggen
- Skiwanderung
- im Bett
- Angeln
- Ballonfahrt.

5.6 Übung 6: Vertiefung

Was Sie mit Verfahren wie Meditation, autogenes Training, progressive Muskelentspannung oder Selbsthypnose erreichen, ist eine Umstellung der Körperphysiologie. Dazu benötigt der Organismus am Anfang Zeit, bis eine spürbare Reaktion eintritt. Später, wenn Sie mehr Übung haben, werden Sie die Anzeichen der eintretenden Trance schneller wahrnehmen, weil Sie dafür sensibler geworden sind.

Wenn Sie mit einem oder mehreren der beschriebenen Verfahren einen Trancezustand bei sich eingeleitet haben, ist es am Anfang gut, diesen Zustand sorgfältig zu vertiefen.

Wenn Sie mindestens drei der bisher beschriebenen Übungen aneinandergehängt haben – etwa die Atem-, die Fixations- und die Vorstellungs-Übung –, dann hatten Sie bereits genügend Zeit zur Vertiefung. Wenn Sie sich bisher auf eine oder zwei beschränkt haben, fahren Sie folgendermaßen fort:

Übung: Vertiefung

Sie stehen oben am Absatz einer schön geschwungenen weiten Treppe. Sie ist mit einem weichen Teppich ausgelegt. Aus dem Alltag, der vielleicht ein Stück hinter Ihnen liegt, können Sie sich schrittweise ganz lösen und in einen anderen Raum gelangen, indem Sie mit jedem Ausatmen einen Schritt auf dieser Treppe abwärtsgehen. Vielleicht liegt Ihnen auch ein anderes Tempo: etwa zwei Schritte pro Atemzug.

Mit dem Beginn des Ausatmens setzt der eine Fuß auf der nächsten Stufe auf – zunächst mit den Zehen, und dann rollt der Fuß über den Ballen bis zur Ferse ab. Das Körpergewicht verlagert sich auf diesen Fuß, und Sie merken, wie Sie auf diesem Bein Halt finden. Zugleich löst sich der andere Fuß, zuerst an der Hacke und dann bis zu den Zehen vom Boden, und Sie heben ihn ebenfalls auf die neue Stufe und verteilen das Gewicht wieder gleichmäßig.

Jetzt können Sie einen Moment ausruhen und nach unten blicken. Sie sind ein wenig mehr um die Biegung der Treppe gekommen und können schon ein wenig von dem Raum sehen, der unten am Ende der Treppe auf Sie wartet. Machen Sie zehn Schritte, und zählen Sie innerlich mit. Bei jedem Schritt spüren Sie den angenehm weichen Teppich unter Ihren Sohlen.

Eins	Den ersten Schritt haben Sie längst gemacht.
Zwei	Alle Dinge haben zwei Seiten.
Drei	Aller guten Dinge sind drei.
Vier	Zwei Arme und zwei Beine macht vier.
Fünf	Vier Finger an jeder Hand und ein Daumen macht fünf.
Sechs	ist die Zahl, die man auf den Kopf stellen kann.
Sieben	Sieben Tage und sieben Nächte hat die Woche.
Acht	sind zwei Nullen übereinander.
Neun	ist die umgekehrte Sechs.
Zehn	Mit dem letzten Schritt haben Sie einen Zustand erreicht, der im Moment für Sie der richtige ist. Vielleicht sind Sie jetzt schon in einer angenehmen leichten Trance oder einer tieferen Trance, die Sie jedesmal mit dieser Übung weiter vertiefen können. Indem Sie von eins bis zehn zählen, gehen Sie in Trance.

Genießen Sie diesen Zustand für einen Moment. Bevor Sie ihn beenden, denken Sie daran, dass Sie das nächste Mal, wenn Sie in Trance gehen, diese Erfahrungen vertiefen werden. Es wird Ihnen leichterfallen, diesen Zustand wiederherzustellen, wenn Sie wieder dieselbe Sitz- oder Liegeposition einnehmen und denselben Punkt fixieren, sobald Sie beginnen, die Atmung zu verändern. Wenn Sie jetzt rückwärts von drei auf eins zählen, werden Sie wie nach einem kurzen erholsamen Schlaf die Augen öffnen, falls sie geschlossen waren, und erfrischt in den Alltag zurückkehren.

5.7 Zusammenfassung

Aus fünf verschiedenen Formen der Selbstinduktion können Sie den Zugang zur Selbsthypnose wählen, der Ihnen am meisten entgegenkommt. Mit dem Atmen zu beginnen ist am leichtesten. Wenn Sie aber zu Atembeschwerden neigen, ist eine der anderen Techniken besser. Die Gefühle von Schwere und Wärme in den Händen sind für viele einfach zu empfinden. Die Fixation eines Punktes mit den Augen ist eine andere Technik, die man gut durch Konzentration unterstützen kann.

Eher für Fortgeschrittene ist die Levitationstechnik. Für Menschen, die sich leicht von ihrer Fantasie treiben lassen können, ist eine Imaginationsform vermutlich besonders geeignet. Nach einiger Übung kann man alle Techniken kombinieren. Am Anfang ist es gut, dem Körper Gelegenheit zu geben, den Trancezustand zu vertiefen, was sich später automatisiert.

6. Trancestrategien zu Stressbewältigung

6.1 Was soll erreicht werden?

In Leistungs- und Prüfungssituationen empfindet man im Allgemeinen Stress, mit all seinen beschriebenen körperlichen und seelischen Anteilen. Zur befriedigenden Bewältigung von Herausforderungssituationen sind eine Reihe von Fertigkeiten von Bedeutung.

1. Zum einen geht es darum, eine *innere Einstellung* zu vermeiden, die zu einer Unterforderung oder Überforderung führt. Solche Einstellungen finden sich in unseren Gedanken wieder, z.B. »Das schaffe ich nie«, »Ich steh' wie vor einem Berg«, »Ich dreh' noch durch«, »Die machen mich fertig« Hilfreichere Denkweisen wären etwa »Ich krieg' das schon irgendwie hin«, »Eins nach dem anderen«, »Jetzt wird's spannend« oder »Es gibt Schlimmeres«.

2. Die *körperliche Aktivierung* soll sich im mittleren Bereich befinden und so eine optimale Aufmerksamkeit liefern. Mental steht dann die optimale Dosierung von Energie zur Bewältigung der Aufgabe zur Verfügung.

3. Es geht darum, die Wahrnehmung auf bestimmte Inhalte zu lenken und die *Aufmerksamkeit aufgabenspezifisch zu zentrieren*. Andere Wahrnehmungen gilt es auszublenden. Dies bezieht sich sowohl auf äußere Umstände, wie Geräusche im Raum oder mögliche Störungen durch die anwesenden Personen, als auch auf körperliche Empfindungen, etwa das Pochen des Herzschlags an den Schläfen oder das etwas zu enge Jackett.

4. Wer sein Wissen, ein Produkt oder gar sich selbst präsentiert, braucht zudem ein gehöriges Maß an *sozialer Geschicklichkeit*, um die verbalen wie nonverbalen Rückmeldungen des Gegenübers in seiner Darstellung zu berücksichtigen. Eine bestens vorbereitete Präsentation ist nutzlos, wenn sie sich nicht an der aktuellen Situation orientiert. Zu dieser Flexibilität kommt die Ausstrahlung einer gewissen Ruhe und gleichzeitig genug Lebendigkeit, damit es zum emotionalen Kontakt mit den Zuhörern kommt. Wenn etwa ein Musiker in seiner Darbietung zu distanziert auftritt, so fehlt der »Funke«, der vom Darbieter zum Zuhörer überspringen soll. Die technisch beste musikalische Darbietung lässt die Zuschauer relativ kalt, wenn die innere Beteiligung des Vortragenden nicht spürbar wird.

Selbsthypnose kann die Integration positiver Einstellungen in das Erleben von Herausforderungssituationen begünstigen. Betrachten Sie das Verhalten, das Sie als Erstes mit Hilfe von Selbsthypnose verbessern möchten. Überprüfen Sie Ihre Ziele aus Kapitel 1.

Konkret können Sie dabei Folgendes für sich erreichen:

- Ihre Wahrnehmung auf diejenigen Aspekte der Situation zu richten, die Ihnen bei der Bewältigung helfen,
- solche Fähigkeiten in der Situation bei sich zu aktivieren, die Sie für die Bewältigung bisheriger Hindernisse gebrauchen können,
- oder Wahrnehmungen und Erlebnisse auszublenden, die zur Bewältigung der konkreten Situation hinderlich sind.

6.2 Wie soll das erreicht werden?

Hypnose kann eingesetzt werden, um die Wahrnehmung auf bestimmte Inhalte zu lenken, die Aufmerksamkeit aufgabenspezifisch zu zentrieren *(Fokussierung)* und damit andere Wahrnehmungen auszublenden *(Dissoziation)*. Die Trance-Fähigkeit zur Dissoziation, also dem Abspalten bestimmter Erlebnisinhalte, ermöglicht die Vermeidung emotionaler Eskalation im Anblick einer drohenden Gefahr *(Distanzierung)*.

In der Vorstellung können alte und bevorstehende Prüfungssituationen rekapituliert bzw. vorweggenommen werden. Dadurch wird dem Erleben dieser Situation das Bedrohliche der unbekannten Gefahr genommen und eine Gewöhnung an die mit der Auseinandersetzung verbundenen Gefahr gefördert *(Bahnung)*. Außerdem können spezifische Ressourcen, d.h. hilfreiche Erfahrungen zur Bewältigung mobilisiert werden *(Assoziation)*. Mit Metaphern oder Geschichten können vorbewusste Suchprozesse ausgelöst werden, die individuelle Lösungen erleichtern, ohne direkte Vorschriften zu machen.

Sie haben in den vorangegangenen Kapiteln eine ganze Reihe von Techniken kennengelernt, um in Trance zu gehen. Die Erfahrungen, die Sie dabei gemacht haben, geben Ihnen Gelegenheit, Ihre Möglichkeiten der Selbsthypnose zu überprüfen: Vielleicht haben Sie die entspannende Wirkung bemerkt oder die Möglichkeit, sich für einen Moment von den Belastungen des Alltags zu lösen. Vielleicht sind dabei unerwartete Empfindungen aufgetreten. Ein Gefühl von Schwere oder Leichtigkeit oder kleine, unwillkürliche Bewegungen und anderes, was ein Indikator dafür ist, dass der Körper Dinge für sich eigenständig regelt, wenn Sie ihn lassen. Vielleicht ist die Erfahrung von Ruhe allein schon etwas, was Ihnen bereits im Alltag nützlich ist.

Es wurde eingangs erwähnt, dass viele Bewegungsabläufe (z.B. Gehen), vegetative Reaktionen (Einschlafen) und kognitive Prozesse (Vergessen, Erinnern) unwillkürlich besser funktionieren, als wenn wir sie mit willentlicher Vornahme erzwingen. Nutzen Sie die Möglichkeiten der Selbsthypnose, um diese Unwillkürlichkeit zu fördern. Ein Beispiel dazu.

Früher war Herr S. schon lange vor seinen Auftritten als Solopianist aufgeregt, nervös und von Selbstzweifeln geplagt. Die Auftritte waren von starker Selbstbeobachtung und dem Versuch geprägt, ja keine Fehler zu machen. Entsprechend war Herr S. verkrampft und konnte sein musikalisches Können in solchen Situationen kaum ausschöpfen.

Inzwischen hatte er gelernt, ohne großen Aufwand in Trance zu gehen und dann mit einer gewissen Ruhe in den Alltag zurückzukehren. Herr S. zog sich in einen Nebenraum zurück und sorgte dafür, dass er die nächste Viertelstunde nicht gestört wurde. Die Aufregung der Anwesenden draußen vor dem bevorstehenden Auftritt hatte er mit dem Schließen der Tür bereits ein Stück hinter sich gelassen. Er fand einen kleinen Holzschemel in einer Ecke und machte es sich darauf, soweit es ging, bequem. So, wie er es eingeübt hat, bereitete er die beginnende Distanzierung vor. In den nächsten Minuten kamen ihm zwar immer wieder Gedanken, die den Auftritt betrafen. Aber das ließ ihn im Allgemeinen fast unberührt. Hinterher konnte er sich nicht mehr daran erinnern, ob er innerlich länger in einer angenehmen Erinnerung zugebracht hatte, wie er es daheim öfters für sich praktiziert hatte, oder sich in Gedanken einfach treiben gelassen hatte. Nach den eingeplanten 15 Minuten wurde er wach. Er streckte sich noch einmal kurz und ging auf die Bühne.

Nach dem Auftritt erzählte er: »Ich merkte eine gewisse Spannung, die nötig ist, damit ›es lebt‹, ich habe so gut gespielt, wie es für mich möglich war. Wenn es den anderen gefallen hat, dann ist das gut. Wenn es jemand nicht gefallen hat, so kann ich auch nichts machen, für mich war es in Ordnung so.«

Wer sich vor oder in schwierigen Situationen erlaubt, in Trance zu gehen, ermöglicht seinen unwillkürlichen Reaktionen, sich optimal zu entwickeln. Das Tranceerleben an sich kann schon die nötige innere Freiheit, Ruhe und Distanziertheit auslösen, um Lösungsschritte einzuleiten.

6.3 Konzentration

Abgesehen von Routinehandlungen oder zufälligen Erfolgen ist es für jedes angestrebte Ziel wichtig, dass im Bewusstsein eine gewisse Vorstellung von dem vorhanden ist, was erreicht werden soll. Nur der kann wirklich, der denkt, dass er kann. Glauben Sie, Sie können erreichen, was Sie anstreben? Dass Sie die Fähigkeiten dazu haben?

Viele reden von der Kraft des Willens. Aber niemand erreicht irgendetwas in dieser Welt, wenn er nicht in irgendeiner Form bejaht, dass er das ausführen kann, was er unternimmt.

Gleichzeitig schwächt ein »positiver Geisteszustand« alles ab, was im Innern der erfolgreichen Bewältigung entgegenwirkt. Denn was das Bejahende stärkt, schwächt das entsprechende Verneinende ab.

Eine schwierige Aufgabe können Sie nur in einem bejahenden, niemals in einer verneinenden Haltung vollbringen. Sie müssen wissen, was Sie erreichen wollen. Dann müssen Sie Ihre Fähigkeit, die Sache durchzuführen, sowie die Entschlossenheit, es zu tun, bejahen.

Die Durchführung hängt von der Fähigkeit ab, irrelevante bzw. störende Einflüsse aus der Wahrnehmung weitgehend auszublenden und fördernde Einflüsse zu verstärken. Selbsthypnose kann die Konzentration erhöhen, denn sie ist zunächst eine Methode zur Fokussierung der Aufmerksamkeit, die die Konzentration auf Lerninhalte verbessert und so die Aufnahme und die Erinnerungsfähigkeit erhöht. Wenn die Aufmerksamkeit derart fokussiert ist, kann man störende und überflüssige Anteile im aktuellen Erleben aufheben, z.B. die Beachtung der Symptome körperlicher Unruhe oder Nervosität oder situative Aspekte, die die Leistungsfähigkeit einschränken. Diese Fokussierung kann man nicht willentlich erzwingen; man muss sie zulassen. Und eben dieses Zulassen ermöglicht der Trancezustand, den man selbst einleiten kann.

Experimente haben gezeigt, dass man unter Trancebedingungen im Durchschnitt 25 % mehr aufnimmt und ebenso viel mehr erinnert.[5] Das leuchtet ein, wenn man sich veranschaulicht, dass man im normalen Alltagsbewusstsein die Aufmerksamkeit sinnvollerweise auf sehr vieles richtet, was für den täglichen Ablauf nötig ist: auf Geräusche im Flur, das Klingeln des Telefons, Besorgungen, die noch bis zu einem bestimmten Termin (Ladenschluss) erledigt werden müssen, etwaige Hunger- oder Durstgefühle, die eigentlich anfallen würden, Telefonate, die gemacht werden müssten. Diese Liste der Tagesordnungspunkte haben wir halbbewusst im Hinterkopf und können uns immer nur partiell mit dem Lernstoff beschäftigen.

Ebenso sind wir in Prüfungs- oder Präsentationssituationen mit allen möglichen Dingen beschäftigt – etwa ob der Zuhörer hinten links, der sich gerade am Kopf gekratzt hat, vielleicht anderer Meinung ist als wir, ob etwas in den vorangegangenen Sätzen noch anders hätte formuliert werden können, dass heute Abend Freund X zum Essen kommt usw. Das ist der Reflex der breitgestreuten Aufmerksamkeit, die uns aber in Anforderungssituationen behindern kann.

Manche Menschen gehen daher automatisch in Trance, wenn sie gefordert werden, Künstler tun dies, wenn sie vortragen, Politiker, wenn sie Interviews geben, oder Liebende, wenn sie miteinander beschäftigt sind – so wie Tiere, die in einen artspezifischen Handlungsablauf verwickelt sind, etwa die Katze vor dem Beutesprung. Nichts anderes ist die selbsthypnotische Trance: eine aufgabenspezifische Fokussierung, in der alles Unwesentliche ausgeblendet wird. Das ist uns von Natur aus mitgegeben. Wie bei so vielen müssen wir uns erst darauf zurückbesinnen, wozu wir die Anlage haben.

Darüber hinaus bietet Selbsthypnose Möglichkeiten, bisherige Blockaden zu überwinden. Dadurch kann die Fähigkeit, mit

[5] Godeby et al., 1993.

einer Situation umzugehen, erweitert werden. Zusätzlich können Aspekte hinzugefügt (assoziiert) werden, wie etwa innere oder äußere Ressourcen – z. B. Ruhe oder die Erinnerung an einen Erfolg. So können die Lern- und Leistungsfähigkeit erhöht werden. Diese Mechanismen stärken die Zuversicht, eine Herausforderung zu bewältigen und damit auch die Entschlossenheit, sie anzunehmen.

6.4 Mobilisierung individueller Fähigkeiten und Fertigkeiten (Ressourcen)

Es gibt Tage, an denen geht es Ihnen auch ohne besonderen Grund prima. Sie könnten Bäume ausreißen. Es ist so, als wären Sie in einer besonders guten Verfassung. Dann können Sie unangenehmen Situationen mit Leichtigkeit, Energie, Heiterkeit, Entschlossenheit, Besonnenheit, Geduld oder anderen Qualitäten begegnen. An einem solchen Tag wären Sie gut gerüstet, ein Vorstellungsgespräch zu führen oder eine Prüfung zu bestehen.

Natürlich können Sie auch etwas Konkretes dafür tun: genügend Schlaf, Bewegung, ein bisschen geplanter Erfolg, eine angenehme Umgebung. In manchen Situationen scheint sich dieses Gefühl, über die eigenen Kräfte uneingeschränkt zu verfügen, spontan einzustellen. Dafür hat jeder seine speziellen Auslöser. Für den einen ist es im Urlaub so, für den andern, wenn er seinem Hobby nachgeht oder wenn er mit einem bestimmten Menschen zusammen ist. Lassen Sie sich durch die Liste anregen, oder suchen Sie sich etwas aus, was für Sie besonders leicht einen solchen Zustand auslöst:

- zusammen mit einer bestimmten Person
- am Strand
- auf einer Bergwanderung
- in einem schönen Garten
- beim Skifahren

- in der Wüste
- auf dem Lande
- im Urwald
- an einem ruhigen See
- im Sommerregen
- beim Baden
- beim Sport
- beim Schnorcheln
- an einer Steilküste
- in einer Märchenwelt
- in einer Science-Fiction-Welt
- zurück in der Kindheit

Nehmen wir an, Sie wandern gern in den Bergen. Stellen Sie sich vor, dass Sie einen Aussichtspunkt auf halbem Wege oder die Spitze erreicht haben. In dieser Situation würden Sie einer belastenden Alltagsbegegnung gelassener ins Auge sehen. Die Umstände sind die automatischen Auslöser für Ihre gute Verfassung. Wahrscheinlich gehen Geschäftsleute für schwierige Verhandlungen deshalb gern in ein angenehmes Restaurant, und Politiker treffen sich für ihre Auseinandersetzungen gelegentlich in Urlaubsorten.

Wenn das nicht möglich ist und Sie an einen anderen Ort gebunden sind, können Sie Ihre Ressourcen in der Vorstellung aktivieren. Wenn Sie eine Situation gefunden haben, in der Sie sich in Top-Form fühlen, dann gehen Sie folgendermaßen vor:

Übung: Aktivierung von Ressourcen

Fertigen Sie ein kurzes Drehbuch von der Szene an (Skript), das bestimmte Details enthält, nämlich:

- Optik: Was sehen Sie? – Welche Formen, Farben, Bewegungsabläufe springen besonders in Auge?
- Akustik: Was hören Sie – Geräusche, Musik, Stimme, Worte?
- Körpergefühl: Was empfinden Sie – Spannung, Entspannung, Wärme, Bewegung, Ihre Haltung, Ihre Atmung?

- Denken: Welche Gedanken passen zu dieser Situation – Selbstkommentare (z. B. »So geht's«), Kernsätze (z. B. »Immer mit der Ruhe«), Schlüsselbegriffe (z. B. »Glück« oder »Leichtigkeit«)?

Gehen Sie diese Szene dreimal innerlich durch, so als wenn Sie ein Fernsehprogramm anschalten. Sehen Sie dazu auf einen Ihrer Daumennägel, als wäre er ein Fernsehschirm, und drücken Sie dabei mit dem Zeigefinger gegen die Kuppe des Daumens.

Nach jedem Durchgang schalten Sie das »Fernsehprogramm« ab, indem Sie den Druck der Finger lösen und den »Fernseh«-Daumennagel leicht abwenden. Das wird Ihnen helfen, die angenehme Szene (Ressource) leicht abrufbar zu machen.

Man nennt dieses Verfahren »Ankern von Ressourcen«.[6] Später kombinieren Sie diese Erinnerungsbrücke mit einer selbsthypnotischen Trance (die Sie in Kapitel 5 kennengelernt haben). Sie gehen wie bereits eingeübt auf die Ihnen vertraute Weise in Trance. Dann öffnen Sie die Augen wieder, schauen Ihren »Fernsehnagel« an und berühren in der anderen Hand Daumen und Zeigefinger. Eine solche Prozedur nennt man einen hypnotischen Anker; diesen können Sie immer auswerfen, wenn Sie in Seenot geraten. In den Anwendungen (in Kapitel 8) werden Sie ihm wieder begegnen.

6.5 Vergangenheit bewältigen

Die vielfach verbreitete Meinung, man müsse immer erst alte negative Erfahrungen ausräumen, bevor man seine Ziele, sein Leben in die Hand nehmen kann, ist falsch. Häufig begegnet man dem Phänomen, dass jemand sich von alten hinderlichen Banden löst, indem er seine Aufmerksamkeit einfach auf das richtet, was er erreichen möchte.

---

[6] Dilts et al., 2003.

Trotzdem gibt es Hindernisse, die es aus dem Weg zu räumen gilt, wenn eine negative Erfahrung in der Vergangenheit einen quasi »hypnotischen« Einfluss ausübt.

Eine junge Frau erinnerte sich, als siebenjähriges Kind in der Volksschule wiederholt vom Geografielehrer nach vorn zitiert worden zu sein. Dort sollte sie auf der großen Landkarte etwas zeigen, was sie regelmäßig nicht so schnell fand und weshalb sie dann vom Lehrer vor der gesamten Klasse blamiert wurde, wobei sie in Tränen ausbrach. Sie erinnerte sich an die Szene so lebhaft, dass ihr noch als Erwachsene vor Scham und Wut die Tränen kamen und sie in mündlichen Prüfungen sich nach wie vor klein und ohnmächtig fühlte.

Nicht jeder hat solche schlechten Erfahrungen mit Situationen gemacht, in denen er zeigen sollte, was er leistet. Aber gehen Sie Ihre Kindheit und Jugend einmal durch, und überprüfen Sie die unerledigten Reste. Machen Sie dazu eine kleine Zeitreise:

Übung: Zeitreise

Stellen Sie sich vor, Ihre Eltern lebten noch in dem Haus, in dem Sie einen wichtigen Teil Ihrer Jugend verlebt haben (wenn es mehrere Wohnungen gab, wählen Sie eine aus). Und stellen Sie sich weiter vor, Ihre Eltern würden noch in diesem Haus leben. Weil sie gerade verreist sind, haben sie Sie gebeten, dort hinzugehen und die Blumen zu gießen.

Indem Sie dieses Haus Ihrer Kindheit betreten, kommen Ihnen Erinnerungen. Gab es ein Treppenhaus, und hören Sie den Klang Ihrer Schritte auf der Treppe? Sie erkennen die Haustür, fühlen die Türklinke, hören vielleicht das Quietschen der Türangel oder den Klang der Glocke. Sie treten ein und gehen langsam durch die Räume: die Garderobe, die Küche, das Wohnzimmer, das Schlafzimmer Ihrer Eltern. Dabei können Ihnen bestimmte Erinnerungen kommen: der Geruch der Küche, der Sitzplatz des Vaters oder der Mutter im Wohnzimmer, die Kühle des Schlafzimmers, Erinnerungen an bestimmte Kleidungsstücke, wenn Sie neugierig den Kleiderschrank Ihrer Eltern öffnen.

Schließlich kommen Sie zu Ihrem eigenen Bett. Sie finden Ihre Spielsachen, Lieblingstiere, Bücher, die Sie verschlungen haben. Gab es jemand, der sich abends ans Bett gesetzt hat und Ihnen gute Nacht gesagt hat oder eine Geschichte erzählt hat? – Vielleicht haben Sie ganz andere Erinnerungen, als hier genannt werden. Lassen Sie Ihren Gedanken freien Lauf. Erinnern Sie sich, dass Sie einmal hingefallen sind und sich verletzt haben – wer hat Sie getröstet, durften Sie weinen? Als Sie etwas ausgefressen hatten, gab es jemand, mit dem Sie darüber reden konnten, wurden Sie bestraft, mussten Sie sich schämen? Als Sie gute Noten hatten, wer hat Sie gelobt, war es selbstverständlich?

Als Sie noch kleiner waren und zur Grundschule gingen, da haben Sie endlose Reihe von Buchstaben geschrieben, bis die Worte sich aus den Buchstaben mühsam zusammengefügt haben. Erinnern Sie sich, wie Sie daran verzagt sind, den Bogen beim a und o zu schließen oder die Schlinge beim g richtig hinzubringen? Wenn Sie mal eine Fünf oder Sechs geschrieben haben, zu wem sind Sie gegangen, wie war die Reaktion? Gab es Tränen?

Wenn Sie an die Schulzeit zurückdenken – wie sah das Schulgebäude aus? Die Wandfarbe in der Klasse? Denken Sie an das Gesicht des am meisten gefürchteten Lehrers oder der am wenigsten geliebten Lehrerin? Den Blick aus dem Fenster in der Langeweile der letzten Stunde? Erinnern Sie sich an Klassenarbeiten oder wenn Sie aufgerufen wurden? – Wenn Sie zu sich selbst sagen: »Das war alles in Ordnung«, fällt Ihnen vielleicht ein, wo es gefehlt hat, welche Enttäuschungen, welche Niederlagen Sie eingesteckt haben. Blieb Ihnen mal die Stimme weg, als Sie einen Text aufsagen sollten? Oder erinnern Sie sich, vor einem leeren Blatt zu sitzen, das Sie mit einem Aufsatz füllen sollen, aber es kommt nichts in den Sinn, Sie finden keinen Anfang, und das Blatt bleibt leer. Erinnern Sie sich an Mathematikarbeiten mit Aufgaben – seitenweise –, und Sie gehen deprimiert eine nach der anderen durch, aber sehen keinen Lösungsansatz. Und die Zeit verrinnt.

Erinnern Sie sich an Ihre letzte Prüfung in der Schule, der Lehre oder Ausbildung? Haben Sie versagt, Erwartungen enttäuscht, sind Sie beim Mogeln erwischt worden oder durchgefallen? Kamen Sie ins Stottern, hatten Sie einen Blackout oder das Gefühl zu schwimmen? Wurden Sie verächtlich behandelt, zu Unrecht abgewertet, übergangen, lächerlich gemacht?

Hatten Sie in der jüngeren Vergangenheit eine persönliche Auseinandersetzung mit einem Vorgesetzten, Chef, einem Behördenmenschen, der Polizei o. Ä., bei der Sie am Ende schlecht dastanden, erwischt wurden, Strafe gezahlt haben, hilflos waren, wie ohnmächtig gegen verschlossene Türen gerannt sind oder abgewiesen wurden oder sich schuldig gefühlt haben?

Wenn Sie bei dieser Suche etwas gefunden haben, woran Sie ungern zurückdenken, weil es unbefriedigend war, Ihnen nachhängt oder Sie es am liebsten vergessen würden, dann können Sie es mit Hilfe der Selbsthypnose bearbeiten (Kapitel 8.4).

6.6 Zukunft vorwegnehmen

Es liegt ein eigenartiger Reiz in der Überzeugung, man sei das schon, was man sein will, und man könne schon das, was man sich wünscht. In der hypnotischen Imagination kann man sich die Kraft dieser Überzeugung zunutze machen, indem man eine kommende Erfahrung vorwegnimmt und damit eine innere Bahnung erreicht. Durch diese Vorstellungsübung bereiten Sie einen Weg vor, der die praktische Umsetzung erleichtert. Sie können sich das durch eine einfache Übung verdeutlichen:

Übung: Bahnung

Nehmen Sie eine bequeme Stellung ein. Während Sie dasitzen und wahrnehmen, wie Ihr Körpergewicht in den Stuhl einsinkt und wie Ihr Atem ein- und ausströmt, können Sie weiterlesen und dabei auf die Buchstaben schauen. Sie können die Geräusche um Sie herum wahrnehmen. Während Sie die Wörter betrachten und weiterlesen, bewegen sich Ihre Augen automatisch und erfassen den Sinn ohne bewusstes Zutun. Während Sie weiterlesen, werden Sie bemerken, ob Sie bereits anfangen, sich zu entspannen.

> Stellen Sie sich etwas vor, das Sie in wenigen Minuten machen werden. Etwas ganz Bestimmtes. Stellen Sie sich in allen Einzelheiten z. B. vor, wie Sie aufstehen und ans Fenster gehen, es öffnen und sich ein paar tiefe, erfrischende Atemzüge gönnen. Stellen Sie sich in allen Einzelheiten vor, wie Sie das tun. Wiederholen Sie den Ablauf mit geschlossenen Augen in allen Details: wie Sie sich bewegen, wie Sie die Dinge berühren, wie diese darauf reagieren. Dann öffnen Sie die Augen. Führen Sie jetzt diese Handlung aus, und überprüfen Sie, wie leicht es Ihnen fällt.

Wenn wir uns etwas vornehmen und uns erlauben, dies in der Vorstellung in vielen Einzelheiten vorwegzunehmen und dadurch vorzubereiten, gelingt die Ausführung leichter. Manche Menschen erleben dann sogar so etwas wie einen Sog, eine Art Zwang, so zu handeln.

Möchten auch Sie diese Bahnung für sich nutzen, dann spielen Sie die Übung an dem einen oder anderen für Sie passenden Beispiel durch (etwa zur Tür gehen, sie auf- und wieder zuschließen, jemanden anrufen und etwas Bestimmtes zum Ausdruck bringen usw.).

Sie werden sehen: Wenn Sie anfangen, sich in der beschriebenen Weise etwas innerlich vorwegzunehmen, treten Sie automatisch in eine geringfügige Trance ein. Zusätzlich sollen Sie darauf achten, dass Sie die Handlung in der Vorstellung mit etwas Angenehmem beenden (etwa ein Stück Schokolade essen oder eine Zigarette anzünden, einem Spaziergang, einem Musikstück usw.). Das erhöht die innere Bereitschaft zur Ausführung. Fangen Sie an, diesen Mechanismus zu nutzen.

Wie Selbsthypnose in die Praxis umzusetzen ist, besonders wenn die Bedingungen schwierig sind, erfahren Sie im nächsten Kapitel. In Kapitel 8 werden dann diese Strategien der Selbsthypnose zu spezifischen Techniken und Übungen verknüpft.

6.7 Zusammenfassung

Eine optimale Aneignung und Präsentation von Wissen (und der eigenen Person) wird durch Mobilisierung von Ressourcen erleichtert. Das sind Erfahrungen, die mit Erfolg, Selbstvertrauen und genau den Qualitäten verbunden sind, die in der kritischen Situation Souveränität vermitteln. Fast jeder Mensch kennt solche Erfahrungen. Hindernisse, die sie blockieren, können Erlebnisse in der Vergangenheit sein oder Schwierigkeiten, sich eine erfolgreiche Durchführung in der Zukunft vorzustellen. Selbsthypnose ermöglicht zunächst eine Konzentration auf das Wesentliche. Als zusätzliche Hilfe können im Trancezustand Ressourcen zur Unterstützung mobilisiert werden. Gegebenenfalls erleichtert dieser Zustand auch die Revision früherer Erfahrungen, und schließlich kann eine bevorstehende Konfrontation in der Vorstellung gebahnt werden, um die unangenehmen Seiten, aber auch deren Bewältigung, vorzunehmen und sich damit vertraut zu machen.

7. Umsetzung in die Praxis

7.1 Posthypnotische Suggestion

Sicher haben Sie schon von posthypnotischen Aufträgen gehört. Hierbei wird dem Hypnotisierten ein Verhalten suggeriert, das er nach der Trance ausführen soll. Meist werden alberne Handlungen damit in Zusammenhang gebracht. Etwa wenn A hustet, zupft sich B (die hypnotisierte Person) am Ohrläppchen, oder wenn jemand mit dem Bleistift auf den Tisch klopft, geht B zum Fenster und öffnet es.

Tatsächlich gibt es solche fast zwanghaften Reaktionen. Aber wie bei allem, was in Hypnose suggeriert wird, kann die betroffene Person widerstehen. Darüber hinaus haben Untersuchungen ergeben, dass nur etwa 5% der Bevölkerung solche Reaktionen zeigen und dabei das Gefühl haben, nicht genau zu wissen, warum sie so handeln.

Für die Selbsthypnose ist die posthypnotische Suggestion von Bedeutung, weil sie Ihnen – nach einiger Übung – ermöglicht, reflexartig den erwünschten Trancezustand wiederherzustellen. Wenn Sie mit der hypnotischen Trance bestimmte Reaktionen im Alltag verändern wollen, können Sie dafür ebenfalls in der Selbsthypnose »eine Spur legen«. Davon später mehr.

Um eine posthypnotische Suggestion wirksam werden zu lassen, müssen Sie einen posthypnotischen Auslöser festlegen. In den Übungen in Kapitel 5 haben Sie eine Reihe solcher Auslöser für den Wiedereintritt in die Trance kennengelernt:

- tief einatmen und langsam ausatmen in Übung 5.1.
- die Sitz- oder Liegeposition in Übung 5.2.
- den Fixationspunkt (etwa den Ring an Ihrem Finger) in Übung 5.3.

- die Berührung von Hand und Unterlage in Übung 5.4.
- das Ruhebild (etwa das Bild vom See, vom Meer usw.) in Übung 5.5.
- das Aufwärtszählen, um in Trance zu gehen, und das Abwärtszählen, um aus der Trance zurückzukehren, in Übung 5.6.

Durch die Wiederholung dieser Prozeduren verankern Sie den Trancezustand in visuellen, akustischen und gefühlsmäßigen Reizen, die zum Auslöser der Trance werden, wenn Sie sie mobilisieren. Zusätzlich können Sie diesem Zustand einen Namen geben, etwa das Wort »Ruhe«, »gelöst«, »perfekt« oder ein beliebiges Wort, das für Sie diesen Zustand auf ganz persönliche Weise kennzeichnet. Dieses Wort sollten Sie mehrfach aussprechen, wenn Sie eine gewisse Trancetiefe erreicht haben. In der Meditation heißt ein solches Wort ein *Mantra*, und jeder, der sich einübt, behält sein *Mantra* im Allgemeinen für sich.

> Einer Frau, die ihre Warzen mit Hypnose behandelt, wurde suggeriert, dass der Vorgang des Kribbelns in den Fingern den Vorgang der Durchblutung anzeigt, die bewirkt, dass die Viren aus der Warze ausgeschwemmt werden. Und als posthypnotischer Auslöser wurde ferner suggeriert, dass sie an dieses Kribbeln immer erinnert werde, wenn sie etwas Kaltes mit den Händen berühre, wie Besteck, Gegenstände aus dem Kühlschrank usw.

Um die Wiederherstellung der Trance zu erleichtern, stellen Sie Ihre persönlichen posthypnotischen Auslöser zusammen. Achten Sie dabei darauf, dass die Auslöser im Alltag verfügbar sind, dass sie Ihnen sinnvoll und eingängig erscheinen und dass Sie sie bei jeder Tranceübung wiederholen.

7.2 Ablenkungen

Es wird Ihnen leichterfallen, sich zu entspannen oder etwas zu fokussieren, wenn die Umgebung ruhig ist. Es ist schwer, sich nicht gestört zu fühlen, wenn ein Düsenjäger über das Haus donnert, die Polizei mit Martinshorn durch die Straße jagt oder wenn jemand ins Zimmer kommt und Sie in eine Unterhaltung verwickelt. Einen Teil solcher Störungen kann man, zumindest für den Anfang, durch eine geeignete Wahl des Ortes vermeiden.

Wird man dennoch einmal gestört, beginnt man die angefangene Übung am besten noch einmal. Grundsätzlich jedoch gehört es zu den Vorteilen der Hypnose, dass man unerwartete oder unabänderliche Geschehnisse für die Trance nutzen kann:

Sie wissen, dass Sie das gleichmäßige Rauschen des Meeres am Strand beruhigend finden können und es Sie nicht daran hindert, zu lesen oder einzuschlafen. Wenn Sie den Verkehr auf der Straße hören, empfinden Sie das vermutlich zuerst anders. Und dann machen Sie möglicherweise genau das Verkehrte: Sie versuchen wegzuhören.

Stattdessen könnten Sie Ihre Aufmerksamkeit auf diese Geräusche fokussieren und deren Auftreten und Verschwinden verfolgen. Sie könnten sich vorstellen, wie die Fahrzeuge aussehen, und dass Sie jedesmal ein wenig von Ihrer Spannung dort mitgehen lassen. Oder dass Sie das Fahrzeug, das Sie sehen oder hören, an einen anderen Ort bringt, an dem es Ihnen sehr gut geht.

Das Ziel ist dabei, die Dinge nicht abzutun, sondern ihnen einen Platz zu geben. Ein anderes Beispiel ist, wenn Sie Schritte vor der Tür hören oder das Knarren einer Treppe. Sie können sich auf die Schritte konzentrieren und dabei an Ihre eigenen Schritte denken, die Sie machen, um in Trance zu gehen.

Es kann sein, dass Ihnen sehr vieles durch den Kopf geht, was Sie davon abhält, sich auf die Übungen zu konzentrieren.

Gendlin[7] hat dafür eine Prozedur gefunden, die man seelisches Aufräumen nennen könnte. Sie wird im nächsten Abschnitt beschrieben. Andererseits kann es sein, dass körperliche Beschwerden, wie Schmerzen oder Stresssymptome, Sie daran hindern, sich auf Ihre Entspannung zu konzentrieren. Auch hier ist es wieder möglich, die Empfindungen für Ihre Trance zu nutzen. Wie dies funktioniert, wird im übernächsten Abschnitt beschrieben.

7.3 Inneres Aufräumen

Bevor Sie eine Selbsthypnose-Übung beginnen und nachdem Sie eine ruhige Position gefunden haben, ist es manchmal sinnvoll, innerlich Ordnung zu schaffen. Gehen Sie dazu die folgenden fünf Schritte durch:

Übung: Inneres Aufräumen

1. Schritt:

Lassen Sie die Geschehnisse des Tages noch einmal an sich vorüberziehen. Fangen Sie am Morgen mit dem Aufstehen an, dann das Frühstück, die Person, mit der Sie dabei gesprochen oder an Sie gedacht haben, was Sie zu Hause als Nächstes gemacht haben usw. Bei jedem Vorfall oder jeder Handlung, die Sie erinnern, sagen Sie innerlich: »Das ist in Ordnung so.«

Dann werden Sie feststellen, dass das stimmt oder ein Zeichen innerer Unruhe Ihnen sagt, dass das nicht der Fall ist. Legen Sie diesen Vorfall zur Seite, und sagen Sie: »Da ist noch etwas; ich kann später darauf zurückkommen.«

Dann gehen Sie weiter. So, als würden Sie einen Dachboden aufräumen. Das, was Sie später noch einmal genauer anschauen wollen, legen Sie auf die eine Seite, das, was in Ordnung ist, auf die andere. So fahren Sie fort und gehen den ganzen Tag durch.

[7] Gendlin, 2004.

Anschließend den gestrigen Tag und den Tag davor, bis Sie an das letzte Wochenende kommen.

Danach gehen Sie in Gedanken weiter den letzten Monat durch, die turbulenten und ruhigen Ereignisse, die Feiertage, schließlich den letzten Urlaub.

2. Schritt:
Wenn Sie so weit gekommen sind, überprüfen Sie, ob es unter den Dingen, die Sie aufgeräumt haben, etwas gibt, was Sie genauer ansehen wollen.

Vielleicht ziehen Sie es auch jetzt schon vor, Ihre Tranceübung zu beginnen. Es kann aber auch sein, dass Ihre Gedanken zu einem der Dinge, die Sie durchgegangen sind, zurückkehren. Betrachten Sie diese genauer. In allen Einzelheiten: die Umgebung der Szene, die Farbe der Wand oder der Bäume; die Personen, die vorkommen; das Gesicht der Person, die Ihnen am deutlichsten ist; der Gesichtsausdruck, die Körperhaltung, die Kleidung, die Worte, der Klang der Stimme; Ihre eigenen Worte, Ihre eigene Körperhaltung und -bewegung.

3. Schritt:
Betrachten Sie das genauer, was davon im Moment am meisten Ihre Aufmerksamkeit auf sich zieht. Vielleicht ist es eine Stimme, ein Gesichtsausdruck oder ein bestimmter Gegenstand.

4. Schritt:
Lenken Sie schließlich die Aufmerksamkeit auf einen bestimmten Aspekt davon: die Farbe, die Kontur, den Klang der Stimme, ein Gefühl oder eine Empfindung, die Sie dabei haben.

5. Schritt:
Und nun lassen Sie sich dazu Worte, Sätze oder Satzfetzen einfallen, ohne sich über deren Berechtigung Gedanken zu machen. Betrachten Sie einfach das, was kommt. Pendeln Sie hin und her zwischen den Worten und dem Bild, der Empfindung oder dem Klang.

Wenn Sie ein Wort oder einen Satz gefunden haben, der dazu passt, ist Ihnen vielleicht etwas von der Bedeutung dessen klar geworden, was Sie beschäftigt hat. Wenn das im Moment nicht der Fall ist (das ist erfahrungsgemäß bei einem Drittel der Fälle so), lassen Sie Ihre Gedanken fahren. Sagen Sie dann zu sich selbst: »Dem habe ich den Teil der Aufmerksamkeit gewidmet, der ihm gebührt; ich werde später darauf zurückkommen.«

Möglicherweise sind Sie jetzt schon in einer Trance, ansonsten beginnen Sie nun bewusst mit Ihrer Tranceübung.

7.4 Stresssymptom als Trance-Einstieg

Wie bereits erwähnt, sollten Sie diese Übung erst machen, wenn Sie schon mit der Herbeiführung des Trancezustandes vertraut sind. Es kann nämlich sonst sehr frustrierend sein, nichts gegen seine Beschwerden ausrichten zu können und somit den Stress und das Symptom in einem Teufelskreis zu verstärken (denken Sie etwa an Schlaflosigkeit). Zunächst sollten Sie selbstverständlich von Ihrem Arzt klären lassen, ob Ihr Stresssymptom eine organische Ursache hat, gegen die medizinisch etwas unternommen werden sollte.

Wenn das nicht der Fall ist, dann müssen Sie als Nächstes sicherstellen, dass die mit der Trance meist einhergehende Entspannung bei Ihrem Stresssymptom nicht schädlich ist. Das kann z.B. der Fall sein, wenn Sie unter niedrigem Blutdruck leiden. Wenn sich Stress bei Ihnen in Form von Herz- oder Magenbeschwerden äußert, sollten Sie sich damit überhaupt nur unter fachgerechter Anleitung befassen.

Wenn Essen, Rauchen oder Trinken ein eigenes Problem für Sie darstellt, dann sollten Sie es mit gezielten Maßnahmen unter Anleitung angehen, wobei Ihnen die Selbsthypnose sehr behilflich sein kann. Das Gleiche trifft auf Migräne zu. Wenn Sie dagegen Ihr Körper mit Missempfindungen plagt, um Sie daran zu erinnern, dass Sie sich zu sehr unter Druck setzen oder bestimmte Dinge bei sich oder in der Umgebung übergehen, dann kann es sinnvoll sein, sich diesen Stressempfindungen zuzuwenden, anstatt sie »weghaben zu wollen«.

Nach einer solchen Abklärung gibt es möglicherweise Stressanzeichen, die Sie direkt zum Ausgangspunkt der Trance-induktion nehmen können. Solche Zeichen sind Spannungskopfschmerz, der vom Nacken ausgeht, Zähneknirschen, körperliche Unruhe, Schlaflosigkeit, Gedankenrasen, das Verlangen, etwas zu essen, zu rauchen, zu trinken oder die Flucht zu ergreifen.

Gertrud L., Hausfrau, 35 Jahre alt, lag oft abends nach einem Tag mit vielen Erledigungen und Streit mit ihrem Ehemann erschöpft im Bett und klagte über schmerzhafte Verspannungen in der Nackengegend. Ihr Mann musste sie dann massieren, was er mehr schlecht als recht tat. Aber abgesehen von der Möglichkeit, auf diese Weise die verdiente Zuwendung zu genießen, plagte der Nackenschmerz sie auch tagsüber.

Der Arzt und Psychotherapeut David Jonas vergleicht Menschen, die ihren Nacken anspannen, mit einem Kampfstier, der sich ständig auf frontale Zusammenstöße vorbereitet und die Nackenmuskulatur anspannt, um die Wirbelsäule zu versteifen.[8]

So ein Mensch war Frau L. Sie hat gelernt, in bestimmter Weise auf ihren verspannten Nacken einzugehen. Dazu führt sie einen inneren Dialog mit der schmerzenden Region. Zunächst beginnt sie damit, dem Schmerz seine Berechtigung zuzugestehen, und dann befasst sie sich ein wenig mit ihm.

Sie können diesen Dialog für Ihr Symptom anpassen:

Übung: Beispiel eines inneren Dialogs

Prüfen Sie zunächst, ob Sie folgender Behauptung zustimmen können:

»Es ist völlig in Ordnung, dass es dort weh tut. Das zeigt mir, dass ich heute etwas übersehen, vernachlässigt, zu schnell oder unvollständig gemacht habe.«

Dann beantworten Sie die folgenden Fragen für die betreffende Region ähnlich wie im Beispiel:

[8] Jonas, 1985.

1. »Wo befindet sich der schmerzende Bereich?«
   »Im Nacken links.«
2. »Wie groß ist die Ausdehnung?«
   »Etwa handtellergroß.«
3. »Sitzt er mehr an der Oberfläche oder in der Tiefe?«
   »Etwa zwei Zentimeter unter der Haut.«
4. »Hat er genaue Grenzen?«
   »Eher ausgefranste Grenzen.«
5. »Welche Form hat er?«
   »Eine fingerdicke, ovale Scheibe, die am Rand flacher wird.«
6. »Verändert sich seine Position mit der Zeit?«
   »Er bleibt am Fleck.«
7. »Ist die Empfindung gleichmäßig?«
   »Nein, sie pulsiert schwach.«
8. »Welche Temperatur hat die Empfindung?«
   »Warm bis heiß.«
9. »Strahlt der Schmerz aus?«
   »Ja, in Richtung der Wirbelsäule.«
10. »Ist dieser Bereich hart oder weich?«
    »Fest, aber elastisch.«
11. »Welche Farbe würde am besten zu ihm passen?«
    »Blau.«
12. »Hat sich die Empfindung verändert?«
    »Ja, der Fleck ist nach unten gerutscht.«

Gehen Sie die zwölf Fragen noch einmal von vorn durch.

Nach jeder Veränderung wiederholt sich die Prozedur. Manchmal verschwindet die Strömung auf diese Weise. Oder sie wird unwichtig, und Sie gehen während der Fokussierung auf die Empfindung in Trance. Wenn nicht, sollten Sie doch einmal Ihren Arzt um Rat fragen.

7.5 Dauer und Häufigkeit der Übung

Sie haben jetzt eine Reihe von Übungen kennengelernt, die Sie für Ihre Selbsthypnose-Anleitung verwenden können. Vielleicht haben Sie sich für eine ganz bestimmte Form der Anleitung entschieden. Vielleicht haben Sie auch vor, mehrere nacheinander auszuprobieren.

Wie viel Zeit müssen Sie dafür veranschlagen? Wichtig ist am Anfang regelmäßige Übung bis zu dreimal täglich und zunächst immer in den gleichen Situationen: ein bestimmter Stuhl oder eine bestimmte Liege. Machen Sie die Übungen immer zu den gleichen Zeiten, in denen Sie möglichst ungestört sind, z. B. morgens nach dem Aufwachen, abends vor dem Einschlafen, in der Mittags- oder Kaffeepause.

Am Anfang ist eine selbst aufgenommene Audio-Kassette hilfreich, die Sie mit einem Walkman abhören können. Schreiben Sie dazu die Texte der vorangehenden Übungen in für Ihre Zwecke abgeänderter Form nieder, und sprechen Sie sie am besten in Ich-Form auf Band. Sprechen Sie dabei langsam und gleichmäßig, eher ruhig und monoton. Machen Sie kleine Pausen zwischen den Sätzen.

Am Anfang brauchen Sie mehr Zeit. Veranschlagen Sie zunächst jedesmal 20–30 Minuten. Später können Sie die Zeit sukzessive auf 5–10 Minuten reduzieren. Langsam wird sich Ihre Fertigkeit der Selbsthypnose mehr und mehr automatisieren, und Sie können sie in jeder Situation, bei der sie nötig ist, einsetzen. Die Selbsthypnose gehört zu Ihrem unsichtbaren Handgepäck.

7.6 Erfolg

Woran merken Sie, dass Sie in der Selbsthypnose erfolgreich sind? Trance ist jedesmal ein wenig anders und bedeutet auch nicht für alle Menschen das Gleiche. Manchmal ist es das »Ganz-hier-Sein«, manchmal das »Ganz-weggetreten-Sein«. Manchmal fühlt man den ganzen Körper oder einzelne Teile deutlich und vertraut, manchmal wird durch die Trance der Körper oder Teile von ihm als fremd empfunden. Manchmal ist der Zustand schläfrig und entspannt, manchmal wach und klar. Wenn Sie in der Selbsthypnose erfolgreich waren, werden Sie jedoch fast immer drei Dinge feststellen:

Test: Wie stelle ich einen Trancezustand fest?

1. Ruhe: Sie fühlen sich innerlich und äußerlich ruhig.
2. Zeitverzerrung: Schätzen Sie intuitiv – ohne nachzudenken – die Zeit, die während der Übung verstrichen ist. Man unterschätzt sie um bis zu 50 %.
3. Wahrnehmungsveränderung. Achten Sie auf Wahrnehmungsveränderungen in den Übungen:
   - Unbeweglichkeit des Körpers (Übung 2),
   - Weitstellung der Augen (Übung 3),
   - Leichtigkeit, Kribbeln, Kühle in der Hand (Übung 4).

Wenn Sie eine dieser Veränderungen wahrnehmen, machen Ihre Fähigkeiten zur Selbsthypnose ebenfalls Fortschritte.

Lassen Sie sich bei Ihrem Selbsthypnose-Training Zeit. Erlauben Sie sich kleine Schritte. Geben Sie Ihrem Körper Gelegenheit, sich an die neue Art des Umgangs mit ihm zu gewöhnen. Verlangen Sie wenig von ihm, und genießen Sie die kleinen Veränderungen. Sie tun in dem Fall etwas Gutes für ihn.

Unser Verstand ist dazu da, darauf zu achten, dass unser Körper zu seinem Recht kommt, hat der Körpertherapeut Alexander Lowen einmal gesagt.[9] Sie können mit dem Verstand die Einübung in die Selbsthypnose zu einer vernünftigen Routine machen, die Sie und die Umstände nicht überfordert. Es kann eine

[9] Lowen, 2008.

psychosomatische Hygiene-Handlung werden, so wie Sie regelmäßig duschen oder Zähne putzen.

7.7 Zusammenfassung

Für die Umsetzung der Selbsthypnose in die Praxis ist es wichtig, die richtigen Rahmenbedingungen zu schaffen. Es wird beschrieben, wie mit Ablenkungen von außen und von innen umzugehen ist. Das, was man üblicherweise als Stresssymptom an sich erlebt, muss kein Störfaktor sein, sondern kann selbst zur Sammlung der Aufmerksamkeit herangezogen werden. Ist die Trance in der geeigneten Form mit Hilfe der Selbsthypnose herstellbar, dann ist es günstig, die damit verbundene Stressbewältigung auf Alltagssituationen zu übertragen. Dies geschieht durch posthypnotische Suggestionen. Um den Fortschritt im selbsthypnotischen Programm zu beurteilen, können bestimmte Kriterien herangezogen werden, die am Ende beschrieben werden.

8. Anwendungen

Sie hatten Gelegenheit, verschiedene Wege kennenzulernen, um einen Trancezustand für sich herzustellen (Kapitel 5) und dabei auftretende Schwierigkeiten aus dem Wege zu räumen (Kapitel 7). Außerdem wurden grundlegende Strategien zur Nutzung dieses Zustandes beschrieben (Kapitel 6), die Sie ausprobieren konnten: *Fokussierung* des Themas, *Mobilisierung* von Ressourcen, *Bewältigung* zukünftiger Konfrontation. Wie Sie diese Strategien für Ihr Selbsthypnose-Training konkret anwenden können, sollen die jeweiligen Fallbeispiele und die anschließenden Übungen verdeutlichen.

8.1 Allgemeine Fähigkeiten und Fertigkeiten (Ressourcen)

Herr L. hatte als Finanzberater einer großen Finanzberatungsfirma einen großen Kundenstamm. Er machte seine Arbeit gern und erledigte sie gewissenhaft. Die Änderung kam langsam: private Probleme in der Familie, junge Kollegen, die sich ehrgeizig hervortaten. Das Teamgefühl in der Firma kam zunehmend abhanden.

Herrn L. wurde in der Firma nach wie vor das Vertrauen ausgesprochen. Keiner wusste, dass er nur noch unter großer Anstrengung die Besprechungstermine durchstand und dies versuchte, durch immer bessere Vorbereitung auszugleichen. Dann spürte er während der Sitzungen immer häufiger Hitzewallungen, schwitzige Hände und zunehmende Konzentrationsschwäche. Es entwickelten sich zunehmend Erschöpfungsgefühle, die dann oft den ganzen Tag anhielten. Abends und an den Wochenenden versuchte er sich davon auszuruhen, schlief viel und mied alles, was nach Anstrengung aussah. Der Arzt hatte medikamentös versucht, seine Symptome zu lindern – jedoch ohne Erfolg.

Nach Einübung der Selbsthypnose erinnerte er sich in Trance an Bergwanderungen, die er gern machte. Ein Leichtigkeitsgefühl in den Händen verband sich mit der Vorstellung, den Berg hochzusteigen. Und oben auf dem Berg angekommen, konnte er das Gefühl reaktivieren, das er gut kannte: ausgelöst durch die Erinnerung an den Anblick der Natur, an die frische und klare Luft, stellte sich schnell ein Gefühl von Ruhe ein. Das ermöglichte eine deutliche Distanzierung von den Problemen, die er unten im Alltag hatte.

Herr L. führte diese Übungen zunächst daheim für sich allein durch. Als er wieder arbeitsfähig war, begann er vor einem Kundenbesuch auf einen Parkplatz zu fahren und sich für eine Weile die Ruhe der Bergwanderung in Erinnerung zu rufen. Er machte es sich – in der Vorstellung – auf dem Berg bequem, legte sich in einen Liegestuhl und genoss die angenehme Atmosphäre. Irgendwann begann er sich vorzustellen, wie er auf lockere Weise dort oben die Kundengespräche führte. Er meinte dabei sogar das Interesse seiner Gesprächspartner zu spüren.

Die Übungen verringerten deutlich die Betroffenheit hinsichtlich der körperlichen Symptome während der Kundengespräche. Schließlich achtete er während beginnender Hitzewallungen auf andere Körperempfindungen, etwa auf ein leichtes Kribbeln im Nacken, das ebenfalls in solchen Situationen auftrat, was er aber eher als angenehm empfand. Wenn die Hände zu schwitzen begannen, stellte er sich vor, wie ein Luftstoß sie kühlte. Manchmal fuhr er vor einem Kundenbesuch mit dem Auto auf einen Parkplatz und versetzte sich in eine kurze Trance. Dabei erinnerte er sich jeweils an Szenen, die es ihm leicht machen, sich dem Kunden gegenüber souverän zu fühlen.

Die in dieser Beschreibung aufgeführte Assoziationstechnik können Sie nun auf Ihre eigene Situation anwenden. Wählen Sie anhand Ihrer Situationsanalyse (Kapitel 3) eine für Sie kritische Herausforderungssituation aus. Suchen Sie in Trance einen Ort Ihrer Erinnerung auf, an dem Sie sich in innerer Übereinstimmung mit sich selbst gefühlt haben (s. Kapitel 6.4), und stellen Sie sich vor, wie Sie dort Ihr Zielverhalten ausführen.

Übung: Allgemeine Ressourcen

1. Gehen Sie mit der Selbsthypnose-Methode Ihrer Wahl in Trance (Kapitel 5).
2. Gehen Sie in der Vorstellung an einen Ressourcenort (wie in Kapitel 5.5 oder in 6.4 beschrieben), und genießen Sie für einen Moment die angenehme Situation (Urlaubsort, Erholung) in allen Sinnesmodalitäten (sehen, hören, spüren, riechen oder schmecken Sie, was dabei auftaucht). Sie können einen Daumennagel als »Fernsehschirm« dafür benutzen und den Druck des Zeigefingers als taktilen Anker.
3. Lassen Sie Personen und Gegenstände aus der Situation, die Sie bisher als problematisch erlebt haben und anders bewältigen möchten, in diesem Bild auftauchen (z. B. Möbel des Lern-, Vortrags- oder Prüfungsraumes, die Kommilitonen, die Geschäftspartner).
4. Beginnen Sie die angestrebte Tätigkeit, und überprüfen Sie, wie Sie diese mit Hilfe der assoziierten allgemeinen Ressource anders erleben.
5. Lassen Sie gelegentlich die Gegenstände und Personen der Problemsituation wieder abtreten, und genießen Sie für einen Augenblick die angenehme Atmosphäre Ihres Erholungsortes. Lassen Sie dann die Gegenstände/Personen erneut erscheinen. Treten Sie ihnen mit wiedergewonnener Stärke entgegen und führen Sie Ihre Aufgabe erfolgreich durch.
6. Kehren Sie in die Alltagswirklichkeit zurück.

Sie haben diese Übung erfolgreich für sich durchgeführt, wenn Sie in Ihrer Vorstellung die bisherige Problemsituation erfolgreich gemeistert haben und etwas von der angenehmen Atmosphäre der Ressourcensituation übernehmen konnten. Wenn nicht, so gehen Sie zunächst mehrmals an Ihren Ort der Stärke oder Ausgeglichenheit (Ressourcenort), ohne die Problemsituation einzuführen. Lassen Sie sich Zeit, mit Ihren damit verknüpften Fähigkeiten und Einstellungen in inneren Kontakt zu kommen. Erst danach wiederholen Sie die Einbindung der Problemsituation nach oben beschriebenem Vorgehen.

Wenn Sie sich für diese Bewältigungserfahrung eine sichere Erinnerungsbrücke schaffen wollen, gehen Sie die Ressourcen-Szene in Schritt 2 innerlich dreimal durch (so wie in Kapitel 6.4 beschrieben), wie wenn Sie ein Fernsehprogramm an- und abschalten.

Drücken Sie dabei jedesmal mit dem Zeigefinger sanft in die Kuppe des Daumens und füllen jedesmal Ihre Sinne mit dem positiven Erleben. Nach jedem Durchgang schalten Sie das »Fernsehprogramm« ab, indem Sie den Druck der Finger lösen und den »Fernseh«-Daumennagel leicht abwenden. Das wird Ihnen helfen, die Erholungsszene und die Verbindung mit der Bewältigungserfahrung leicht abrufbar zu machen.

8.2 Spezifische Fähigkeiten und Fertigkeiten (Ressourcen)

Im vorangehenden Abschnitt wurde beschrieben, wie Sie eine allgemein positive Befindlichkeit mit einer Herausforderungssituation verknüpfen. Sie können Selbsthypnose auch spezifischer einsetzen, indem Sie mit einer bestimmten Vorstellung, wie die Problemsituation zu bewältigen ist, in Trance gehen. Dazu gestalten Sie den Ablauf der Übung etwas anders.

Herr Z. studierte Jura, und das Examen stand vor der Tür. Es plagten ihn Zweifel an seiner Leistung, und außerdem fiel es ihm schwer, sich für seine Prüfungsvorbereitung ausreichend zu motivieren. Dabei hielt er doch alles fern, was allzu sehr ablenken könnte.

Die genauere Zielanalyse ergab, dass eine Verbesserung seiner Motivation, seines Durchhaltevermögens und seiner Konzentration erstrebenswert erschien. Am Anfang des Trainings nahm er sich nur ein paar Minuten Trance vor. Als Nächstes suchte er nach Erinnerungen, die es ihm ermöglichen würden, etwas mehr Frische bei der Arbeit zu empfinden. In der Fantasie fand er sich auf einem Schulausflug wieder und konnte sich an die Empfindungen der frischen Brise am Strand des Ausflugsziels erinnern und reaktivieren.

Schließlich stellte er sich vor, wie er an seinem Arbeitsplatz diese Empfindungen auch habe, indem er zwischen Strand und Schreibtisch hin- und herpendelte und in der Vorstellung die Füße unterm Schreibtisch ins kühle Wasser streckte. Nach einiger Übung konnte er die Vorstellung in kürzester Zeit aktivieren, und er stellte fest, wie sich Konzentration und Durchhaltevermögen spürbar verbesserten.

Wie Sie bereits wissen, bleibt hinsichtlich des Zieles, das Sie mit Unterstützung der Selbsthypnose erreichen wollen, Folgendes zu beachten:

- Formulieren Sie Ihr Ziel so, dass Sie eine Fähigkeit bei sich ansprechen.
- Formulieren Sie Ihr Ziel positiv.
- Formulieren Sie Ihr Ziel realistisch.

Diese Fähigkeit, die Sie mit Ihrem Ziel ansprechen und mit deren Hilfe Sie die Problemsituation zu Ihrer Zufriedenheit bewältigen können, ist eine Fähigkeit, die Sie im Verlaufes Ihres Lebens vermutlich bereits in irgendeiner Situation bei sich wahrgenommen haben.

Man kann dann bewusst nach geeigneten Situationen und Erfahrungen suchen oder überlässt die Auswahl einer entsprechenden Situation mehr der unbewussten Suche, indem man in Trance geht und seine Erinnerungen durchforstet. Wenn Sie dann auf diese Art eine solche spezifische Ressource gefunden haben, können Sie sie so wie in der Übung »Imagination« (Kapitel 5.5) aktualisieren.

Gehen Sie nach dem folgenden Schema vor:

Übung: Spezifische Ressourcen

1. Analysieren Sie Ihre Situation danach, welche Fähigkeit, welche Kompetenz Sie zur erfolgreichen Bewältigung der Problemsituation benötigen. Stellen Sie sich etwa vor, über Nacht käme eine Fee und würde Sie verwandeln, so dass Sie die Situation meistern. Welche Fähigkeiten würde Sie Ihnen verleihen? Sicherheit? Oder Heiterkeit? Gelassenheit oder Zurückhaltung?
2. Gehen Sie in der Erinnerung zurück, und wählen Sie aus Ihren bisherigen Erfahrungen eine Situation aus (vergleichen Sie Ihr Kompetenz-Profil aus Kapitel 3.7), bei der Sie diese Fähigkeit oder Kompetenz erleben.
3. Gehen Sie mit der Selbsthypnose-Methode Ihrer Wahl in Trance (Kapitel 5).
4. Gehen Sie in der Vorstellung in die Ressource, in der Sie die spezifische Kompetenz für das ins Auge gefasste Ziel haben. Genießen Sie für einen Moment das Kompetenzgefühl mit allen Sinnen und nehmen Sie wahr, was Sie dabei sehen, hören, spüren und tun, riechen etc. Sie können jetzt den linken Daumennagel als »Fernsehschirm« dafür benutzen und den Druck des Zeigefingers als Schalter (taktilen »Ressourcen«-Anker). Schalten Sie diesen Film dreimal ein und aus (siehe Kapitel 8.1).
5. Wechseln Sie jetzt die Szene, und gehen Sie in Gedanken in die Situation, die Sie bisher als problematisch erlebt haben. Nehmen Sie wahr, was Sie dabei sehen, hören, spüren, riechen usw., wenn sie in dieser Situation sind. Lassen Sie Personen und Gegenstände in diesem Bild auftauchen, die Sie anders erleben möchten (z. B. Möbel des Lern-, Vortrags- oder Prüfungsraumes, die Kommilitonen, den Arbeitsplatz, die Geschäftspartner). Sie können jetzt den anderen, den rechten Daumennagel als »Fernsehschirm« für den Problemfilm benutzen und den Druck des Zeigefingers als Schalter (taktilen »Problem«-Anker). Schalten Sie auch diesen Film dreimal ein und aus (siehe Punkt 4).
6. Pendeln Sie zwischen den beiden Szenen hin und her, indem Sie abwechselnd den einen und den anderen Auslöser (Daumennagel und Fingerdruck) benutzen. Und schließlich lösen Sie beide Szenen gleichzeitig aus, wobei Sie die Daumen einander

annähern, bis sie sich berühren. Stellen Sie fest, was Sie von links nach rechts oder von rechts nach links mit hinübernehmen können.

7. Beginnen Sie die angestrebte Tätigkeit, und prüfen Sie, ob Sie die Situation mit dieser Ressource verändert erleben.
8. Gehen Sie an Ihren Ort der Erholung (8.1), und genießen Sie für einen Moment das Gefühl der Ruhe.
9. Kehren Sie in die Alltagswirklichkeit zurück. Sie können nun Ihre Ressource in der ehemaligen Problemsituation aktivieren, indem Sie Daumen und Zeigefinger der linken Hand aufeinanderpressen.

Manchmal stellt sich heraus, dass die Ressource nicht spezifisch genug oder zu schwach war. Wiederholen Sie dann die Übung mit einer neuen Ressource, oder fahren Sie mit den folgenden Übungen fort.

8.3 Vergangenheit bewältigen

Unter Kollegen war Herr Sch. wegen seiner Einsatzbereitschaft geschätzt. Er wollte sich beruflich qualifizieren, und die Weiterbildungsmaßnahme war mit einer Abschlussprüfung verbunden. Während der Prüfungsvorbereitung schweiften seine Gedanken immer wieder ab und es kam zunehmend zu Konzentrationsproblemen. Nachts schreckte er schließlich häufig nassgeschwitzt auf und hatte zunehmende Ängste, er könne die Prüfungszeit psychisch nicht überstehen.

Herrn Sch. gelang es erst nach und nach, die bewusste Kontrolle bei der Trance-Induktion abzugeben. Dann ging er in der Trance spontan in der Erinnerung zurück. Er erinnerte sich an die Zeit, als er am Ende des Studiums zur Betriebswirtschaftslehre vor seinem Examen stand. Die Schwierigkeiten in seiner Partnerschaft spitzten sich damals zu, und es kam kurz vor der Prüfung zur Trennung. Verständlicherweise befand er sich in einem desolaten Zustand. Freunde unterstützten ihn, lernten mit ihm und fragten den Prüfungsstoff ab. Dank ihrer Unterstützung brach Herr Sch. die Vorbereitung nicht ab und bestand schließlich das

Examen. Dennoch ist die Prüfungszeit in seiner Vorstellung mit Chaos und Selbstzweifeln verbunden.

Für die aktuelle Prüfungssituation war die Erinnerung an die Vorgeschichte hinderlich, weil reflexartig die alten Gefühle auftraten. Um sich davon zu lösen, setzte Herr Sch. verschiedene Distanzierungstechniken ein, indem er als Zuschauer eines Films sein eigenes damaliges Trauma auf immer wieder verschiedene Weise noch einmal erlebte. Hierbei stellte er sich dann auch vor, dass er aus dem Heute heraus selbst die Szene betrat und den damaligen Herrn Sch. Trost zusprach. Er vermittelte ihm, dass die Trennung Voraussetzung für die spätere glückliche Beziehung war.

Wenn Sie meinen, dass schiefgelaufene Situationen aus der Vergangenheit Ihnen nachgehen und Ihre Souveränität beeinträchtigen, dann bearbeiten Sie dieses unabgeschlossene Erlebnis in der nächsten Übung.

Übung: Vergangenheitsbewältigung

1. Überlegen Sie, welche Erinnerung Sie bisher immer wieder an Ihren Fähigkeiten zweifeln ließ. Benutzen Sie dazu eventuell die in Kapitel 6.5 beschriebene Fantasiereise in die Vergangenheit. Überdenken Sie kurz die bedrückende Szene, bestimmen Sie Anfang und Ende und die beteiligten Personen sowie die Kulisse, in der alles stattfand.
2. Formulieren Sie Ihr Ziel: Wie hätten Sie sich am liebsten damals verhalten, welches Gefühl hätte Sie befriedigt? Was hätte Ihnen geholfen, diese Episode Ihres Lebens abzuschließen?
3. Gehen Sie mit der Methode Ihrer Wahl in Trance (Kapitel 5).
4. Stellen Sie sich vor, Sie sitzen entspannt im Kinosessel und schauen sich Filme aus Ihrem Leben an. Sie fühlen sich sicher und lassen nun den Film mit der kritischen Situation einlegen und abspielen. Lassen Sie die gleiche Szene nochmals ablaufen, aber ändern Sie alle Aspekte der Situation, die es angenehmer machen, diesen Film anzuschauen:
   - den Ton leiser drehen,
   - die Bildschärfe oder die Helligkeit verändern,

- aus dem Farbfilm einen Schwarzweißfilm machen,
- die Geschwindigkeit verdoppeln,
- die Szene rückwärts ablaufen lassen,
- ein Standbild von der entscheidenden Szene machen und ins Fotoalbum kleben,
- es verblassen oder kleiner werden lassen.

5. Begeben Sie sich in den Film, und schlüpfen Sie in Ihre Rolle, um zu überprüfen, ob in der Szene Lautstärke, Tempo, Farbigkeit, Helligkeit und die anderen Aspekte des Erlebens so verändert sind, dass Sie die Situation gelassener ertragen können.
6. Gehen Sie die Szene ein zweites Mal durch, und treten Sie als Pervon von heute neben Ihr damaliges Ich – wie ein unsichtbarer guter Geist –, und unterstützen Sie das damalige Ich mit einem geeigneten Kommentar, z. B. einer Aufmunterung, Trost, Humor, Umdeutung aus späterer Sicht usw.
7. Gehen Sie wieder an Ihren Ort der Erholung (Übung in Kapitel 8.1), und genießen Sie die Ruhe.
8. Kehren Sie in die Alltagswirklichkeit zurück.

Vergangenheit ist nicht unbedingt mit negativen Erfahrungen verbunden. Im Gegenteil. Die meisten Menschen können sich, wenn sie zurückschauen, sehr gut auch an positive und erfolgreiche Erlebnisse erinnern.

Diese Erinnerungen können der Zugang zu Erfahrungen sein, die Sie zur Bewältigung Ihrer heutigen Herausforderungen brauchen können. Dies können Erinnerungen der Motivation, der spielerischen Neugier, der Standfestigkeit und vieles mehr sein. Welche besonders erfreulichen Situationen kommen Ihnen ins Gedächtnis, wenn Sie an schöne Kindheitserlebnisse denken?

Nutzen Sie die positiven Erfahrungen der Vergangenheit zusätzlich, indem Sie sich, wie in Kapitel 8.2 beschrieben, für die kritische Situation abrufbar machen.

8.4 Zukunftsbahnung

Frau U. wollte sich beruflich weiterqualifizieren. Im Rahmen ihrer Facharztausbildung musste sie eine ganze Reihe von Gutachten schreiben. Auf ihrem Schreibtisch hatte sich allerlei angesammelt. Bevor sie anfing, sich mit der Arbeit zu befassen, erschien ihr vieles andere wichtig, sie telefonierte noch mit Bekannten oder las ausgiebig die Zeitung. Oft befasste sie sich erst kurz vor Mitternacht mit den Gutachten.

Wenn sie dann zwei Stunden gearbeitet hatte, ging sie müde ins Bett. Allerdings war es dann so spät, dass sie am anderen Morgen nur schwer aus dem Bett kam. Zur Arbeit in der Klinik verspätete sie sich daher regelmäßig. Abends musste sie dann länger arbeiten. Entsprechend kam sie spät nach Hause, wollte sich dann erst einmal erholen und schob die anstehende Zusatzarbeit lange hinaus. Für Frau U. waren Lernen und schriftliches Arbeiten immer mit viel Energieaufwand verbunden. Sie nahm sich immer sehr viel vor und erreichte dann nur einen Bruchteil. Hinterher kamen dann Selbstvorwürfe, wieder »nichts« getan zu haben.

Es ist gut, sich Zwischenziele so zu wählen, dass man mit großer Wahrscheinlichkeit erfolgreich sein wird. So lernte Frau U. zunächst ihre Ziele realistischer zu stecken. Dazu nutzte sie die Technik der Zukunftsbahnung. Sie stellte sich hierbei jemanden vor, der an ihrer Stelle keine Probleme damit hat, seine Arbeit zu organisieren. Sie beobachtete ihn, wie er die richtigen Dinge tat. Diese Person entschied sich nach der Tagesarbeit zu einer Verschnaufpause. Dann setzte sie sich zum vorgenommenen Zeitpunkt an ihren Arbeitsplatz, um ihre schriftliche Zusatzarbeit zu erledigen.

Anschließend erlebte sich Frau U., wie sie selbst in diese Rolle schlüpfte. Und wie eine Schauspielerin begann sie sich in ihre Rolle hineinzuversetzen. Sie aktivierte alle Sinne, spürte, hörte und sah wie eine kompetente Person. Sie konnte auch die motivierenden Gedanken wahrnehmen, die es leichter machen, anzufangen. Während der imaginierten Tätigkeit erlebte sie sich all die bekannten Schwierigkeiten bewältigen, so als wäre sie diese andere Person.

Wie Frau U. geht es vielen, die sich auf eine Prüfung vorbereiten oder eine bestimmte Arbeit erledigen müssen. Eine der Schwierigkeiten kann sein, die Arbeit in einen ausgewogenen Tagesrhythmus einzubauen.

Eine Bewältigungsfantasie bereitet den Weg zum Ziel vor und hält die erforderlichen Ressourcen bereit.[10] Wer ein inneres Bild davon entwickelt, wie er die bevorstehenden Schwierigkeiten bereits erfolgreich bewältigt oder die Bewältigung sogar bereits hinter sich hat, der ist seinem Ziel bereits näher.

Entwickeln Sie daher zunächst ein Bild davon, wie Sie sich idealerweise verhalten würden.

Stellen Sie sich vor, Sie haben Ihr Ziel erreicht und zeigen Ihr Zielverhalten in der gewünschten Weise:

- Woran genau werden die anderen es bemerken?
- Woran werden Sie selbst es bemerken?
- Wie wird Ihre Körperhaltung sein?
- Was für eine innere Einstellung zu der Situation werden Sie haben?
- Worauf werden Sie Ihre Wahrnehmung richten?
- Wie werden Sie mit scheinbaren Hindernissen umgehen (z. B. erhöhte Aufregung in den ersten Minuten, Sie verlieren vorübergehend den roten Faden etc.)?

Übung: Zukunftsbahnung

1. Gehen Sie mit der Methode Ihrer Wahl in Trance (Kapitel 5).
2. Stellen Sie sich in allen Einzelheiten vor, wie eine kompetente Person die von Ihnen angestrebte Tätigkeit erfolgreich bewältigt: ihre Bewegungen, ihre Körperhaltung, ihre Selbstkommentare, ihre Umstände. Treten Sie nun an ihre Stelle. Fühlen Sie sich wie ein Schauspieler in Ihrer Rolle.
3. Beginnen Sie mit dieser Vorstellung vor dem Zeitpunkt, an dem die ersten Problemsymptome auftreten. Gehen Sie möglichst

[10] Vgl. Lazarus, 2006.

viele Schritte durch, die nötig sind, um Ihr Ziel zu erreichen – lieber ein paar unwichtige Einzelheiten zu viel. Achten Sie auf die Gefühle, die dabei auftreten: besonders an den kritischen Momenten (Frustration, Langeweile, Ärger, Panik usw.). Gehen Sie weiter, und nehmen Sie dann wahr, wie sich diese Gefühle verändern, wenn Sie die Schwierigkeit bewältigt haben.
4. Kehren Sie in die Alltagswirklichkeit zurück. Sie wissen, dass Sie den Ablauf jetzt kennen und ihn bei der Umsetzung im Alltag nun schon zum wiederholten Male erfolgreich ausführen.

Wichtig bei dieser Strategie, das Problem zu bewältigen, ist, dass Sie über den Punkt hinausgehen, an dem Sie normalerweise aufgeben oder sich überwältigt fühlen. Damit nehmen Sie in der Vorstellung auch das Erfolgserlebnis vorweg und erfahren, wie es ist, es hinter sich zu haben.

8.5 Zusammenfassung

Sie haben erfahren, wie Sie Ihre Ressourcen (nützliche Fähigkeiten, Fertigkeiten, angenehme Erinnerungen und Vorstellungen) in der Trance für sich auf Ihr bisheriges Problemverhalten übertragen können. Sie haben eine Übung kennengelernt, mit deren Hilfe Sie falsche Entwicklungen aus der Vergangenheit, die Ihnen nachgehen und Ihre Souveränität beeinträchtigen, besser bewältigen können. Dann haben Sie gelernt, wie Sie Ihre Vorstellungsfähigkeit in Trance nutzen können, um sich innerlich auf die Bewältigung einer Aufgabe vorbereiten zu können.

9. Ihr persönliches Trainingsprogramm

9.1 Erwartungen und Ziele

Klären Sie als Erstes, weshalb Sie Selbsthypnose für sich praktizieren möchten. Die Konsequenz, mit der Sie diese Methode anwenden, hängt von Ihrer Motivation ab. Finden Sie also heraus, was Sie sich von einem Selbsthypnose-Training erhoffen, worauf Sie hinarbeiten möchten. Die Anleitungen in Kapitel 1 und 3 können Ihnen dabei behilflich sein. Machen Sie sich dabei Ihre Erwartungen klar, und formulieren Sie Ihre konkreten Ziele. Halten Sie beides schriftlich fest.

Weil sich diese Gründe und Ziele vermutlich immer wieder verschieben werden, überlegen Sie vor jeder Übungssitzung von neuem, weshalb Sie überhaupt Trance erlernen möchten (Gesundheit, mehr Ruhe und Gelassenheit etc.). Machen Sie sich klar, weshalb Sie sich gerade in diesem Moment dieses Verfahren ausgesucht haben (mehr Selbstvertrauen, Konzentration in einer bestimmten Situation usw.). Ihr Bewusstsein kann sich dann leichter auf das Ziel einstellen. Ganz allgemein gilt zudem, dass man ein klar formuliertes Ziel leichter und schneller erreicht als ein nur vage definiertes. Diese Klärung fördert nicht nur Ihre Entschiedenheit, sondern hilft Ihnen auch bei der Wahl der Bewältigungstechnik.

9.2 Wo liegt mein Problem?

Wählen Sie einen Bereich – Vorbereitung, Präsentation oder Angst- und Stressbewältigung – aus, auf den Sie im Training Ihr Hauptaugenmerk richten wollen. Vielleicht liegt ein konkreter

Anlass vor, und Sie müssen sich auf eine Prüfung vorbereiten, sollen einen Vortrag halten, oder es ist eine andere Stresssituation, bei der Sie mit Schwierigkeiten rechnen. In diesem Fall liegt es auf der Hand, sich gezielt hierfür vorzubereiten. Liegt kein solcher Grund vor, so wählen Sie anhand Ihres Kompetenz-Profils aus Kapitel 3 denjenigen Bereich aus, in dem Sie die höchsten Werte haben.

Halten Sie auch die Ausgangswerte in den anderen Bereichen fest. Sie können nach einer Trainingsphase Ihr Kompetenz-Profil neu erstellen und mit den Eingangswerten vergleichen. Es ist gut, ein Erfolgsmass zu haben, an dem man die eigenen Fortschritte erkennen kann.

Sie können für sich nun ein persönliches Trainingsprogramm entwickeln.

Gehen Sie hierfür zunächst auf den nächsten Seiten in das entsprechende Unterkapitel (Vorbereitung, Präsentation oder Angst- und Stressbewältigung). Hier werden bewährte Strategien angeboten, wie Sie mit diesen Situationen besser umgehen können. Nehmen Sie ein leeres Blatt oder Ihr Trainingsheft zur Hand, und notieren Sie, was Sie tun können, um Ihr Problemverhalten zu verbessern. Die im Folgenden aufgeführten Strategien können Sie dabei als Anregung verstehen und an Ihre Situation anpassen.

9.3 Vorbereitung und Aneignung von Wissen

Strategien zur Verbesserung Ihres Lern- und Arbeitsverhaltens sind:

1. Den Arbeitsplatz angenehm gestalten

Sorgen Sie für einen Arbeitsplatz, der zum Lernen anregt. Räumen Sie alles Unnötige weg, sorgen Sie für ausreichende Beleuchtung und frische Luft. Halten Sie Störungen fern.

2. Ablenkungen vermeiden oder überwinden

Wenn sich keine optimalen Arbeitsplatzbedingungen schaffen lassen und es nicht möglich ist, Störungen abzustellen, nutzen Sie Ihre inneren Anpassungsfähigkeiten.

a) Bei Störungen, die auf Sie gerichtet sind (Besucher, Telefonanrufe etc.):
Üben Sie die Fähigkeit des schnellen Umschaltens, indem Sie zunächst die volle Aufmerksamkeit auf die Störung richten und sich bemühen, das Geforderte (d.h. die Störung) schnell zu beseitigen. Dabei können Sie sich auch für eine spätere Erledigung entscheiden (z.B. Rück-ruf).

b) Bei Störungen, die nicht auf Sie gerichtet sind (Gespräche nebenan, Lärm etc.):
Trainieren Sie sich im bewussten »Weghören«. Störungen überhört man am besten, wenn das Interesse im Moment stark auf etwas anderes gerichtet ist. Setzen Sie dabei Selbsthypnose zur Fokussierung ein (siehe Kapitel 6.3). Machen Sie sich außerdem den Nutzen Ihrer Tätigkeit klar. Überprüfen Sie, ob vielleicht eine Pause die Aufmerksamkeit wieder steigern kann.

3. Eine positive Einstellung zum Lernen entwickeln

a) Achten Sie bei Dingen, die Aufmerksamkeit erfordern, immer auf die interessanten Seiten. Fragen Sie sich sorgfältig nach den Vorteilen der Dinge, denen Sie Ihre Aufmerksamkeit schenken wollen.

b) Erstellen Sie eine Liste der Vorteile einer anstehenden Arbeit. Tun Sie das jetzt. Wenn Sie sich eine solche »Motivationstabelle« erstellt haben, vergleichen Sie diese mit der folgenden:
   - ich habe hinterher ein Erfolgserlebnis,
   - ich erreiche mehr Sicherheit,
   - ich verstehe immer mehr,
   - ich erreiche damit eher mein Prüfungsziel,
   - ich kann beruflich aufsteigen,
   - ich erreiche mehr Anerkennung,
   - ich gewinne mehr Zeit für anderes,
   - mein Einkommen erhöht sich/ mein Besitz vermehrt sich.

   Wenn Sie keine Ähnlichkeit feststellen, so können Sie Anregungen aufnehmen und Ihre eigene Tabelle ergänzen und überarbeiten.

c) Schaffen Sie sich eine klare Vorstellung von Ihrem Ausbildungs- bzw. Berufsziel. Zu wissen, warum Sie lernen, ist eine entscheidende Voraussetzung dafür, dass Sie erfolgreich lernen. Wenn Sie sich fürs Lernen motivieren wollen, müssen Sie sich Ihre Lernziele klarmachen. Das gilt sowohl für so weitreichende Ziele wie Ihr Berufs- oder Ausbildungsziel als auch für Nahziele, wie das Nachschlagen eines Teilgebiets in einem Fachbuch.

Untergliedern Sie das Gesamtziel in immer konkretere Teilziele (z. B. Prüfungsabschnitte, Fächer, Themengebiete usw.). Machen Sie sich immer wieder die Bedeutung der einzelnen Teilziele für das Erreichen des Gesamtzieles bewusst. Auch das augenblickliche Lernen an Einzelheiten sehen Sie so leichter in einem größeren Zusammenhang.

4. Die Vorbereitung organisieren

a) Was muss gelernt werden?

Es wäre ungünstig, einfach mit dem Lernen anzufangen. Vielmehr sollten Sie das Feld abstecken, aus dem geprüft wird bzw. über das Sie sich informieren wollen. Damit Sie wichtige Fächer oder Themenbereiche nicht vergessen oder mit Unwichtigem Zeit vergeuden, steht am Anfang eine Zusammenstellung des (Prüfungs-)Stoffes sowie der zur Verfügung stehenden Zeit. Erstellen Sie eine Grobübersicht mit den jeweiligen Überschriften der Kapitel und Unterkapitel jedes Themas.

b) Was kann ich bereits?

Betrachten Sie Ihre Grobübersicht, und überprüfen Sie, in welchem Ausmaß Sie bereits welche Gebiete oder Teilgebiete beherrschen. Heben Sie sie z. B. mit einem Textmarker hervor.

c) Wann mache ich was?

Erstellen Sie einen Zeit- und Arbeitsplan. Unterscheiden Sie zwischen der langfristigen Planung der Vorbereitung und der kurzfristigen Planung der Arbeit für die nächsten Tage oder die nächste Woche. Planen Sie eine langsame Steigerung der Arbeitszeit und des Arbeitsumfangs ein. Reduzieren Sie Ihren Anspruch drastisch, wenn Sie ihn sowieso nicht erreichen.

Halten Sie fest, wann und wie lange Sie sich für die Vorbereitung Zeit nehmen können und wollen.

- Wählen Sie einen Beobachtungszeitraum (z. B. im Verlauf einer Woche), und stellen Sie Ihr Ausgangsniveau fest (wie viel Sie pro Tag arbeiten, wie hoch die Konzentration dabei ist, z. B. auf einer Skala von 1 bis 10).
- Achten Sie auf ein ausgewogenes Verhältnis von Lernen und Freizeit, indem Sie regelmäßige Pausen einplanen und in der Freizeit auf Vielseitigkeit achten. Entwerfen Sie dabei für sich einen Pausenplan (z. B. 20% der Arbeitszeit für regelmäßige Pausen einplanen).

Planen Sie von vornherein großzügige Pufferzeiten ein. Wenn Sie z. B. fünf Wochen strukturieren, planen Sie, am Ende der vierten Woche fertig zu sein. Es kommt immer etwas Unvorhergesehenes dazu, oder die Bearbeitung verzögert sich. Für einen größeren Arbeitsabschnitt (z. B. ein halbes Jahr) verteilen Sie die Pufferzeiten möglichst gleichmäßig (z. B. eine Woche pro Monat), so dass Sie zwischendurch überprüfen können, ob sie ausreichen. Planen Sie mögliche Störungen ein und wie Sie damit umgehen werden.

5. Den Überblick behalten

Auch wenn Sie sich auf ein größeres Wissensgebiet vorbereiten, kommt es beim Lernen darauf an, sich auf das Wesentliche zu konzentrieren. Befassen Sie sich ausgehend vom Allgemeinen nur soweit mit Details, wie sich der Aufwand dafür lohnt. Haben Sie »Mut zur Lücke«. Überprüfen Sie, in welchem Verhältnis der Aufwand für dieses Problem zur Bedeutung steht, die es voraussichtlich im Rahmen der Prüfungssituation hat.

6. Nutzen Sie den Gruppendruck

Innerhalb einer Gruppe entstehen bestimmte Erwartungen, Leistungsanforderungen und sogar Normen. Der Einzelne fühlt sich genötigt, den Gruppenerwartungen zu entsprechen. Er ist dadurch motiviert, etwas ins Bezug auf eine gemeinsame Zielsetzung der Gruppe zu tun (z. B. bis zum nächsten Termin ein Buchkapitel vorzubereiten). Wenn Sie sich an keiner Gruppe orientieren können, so suchen Sie sich jemanden aus Ihrem privaten Personenkreis, dem Sie berichten, was Sie sich vorgenommen haben und wie Sie vorankommen.

9.4 Präsentation und Darstellung von Wissen

Wer was zu sagen hat, hat keine Eile.
Er lässt sich Zeit und sagt's in einer Zeile.
Erich Kästner (1950)

Wer sich, sein Wissen oder eine Sache anderen vorstellt, möchte kompetent erscheinen. Der Wunsch, einen guten Eindruck beim Gegenüber zu machen, erscheint bei Prüfungssituationen naheliegend. Dieser kann durch die Anwesenheit bestimmter Personen noch erhöht werden (z. B. durch einflussreiche, kompetente oder attraktive Personen). Sie erscheinen dem Vortragenden möglicherweise wie »Punkterichter«, die nur schwer zufriedenzustellen sind. Abhängig von der Art des Publikums und der anstehenden Aufgabe verstärken sich dann leicht Zweifel an der eigenen Überzeugungskraft. Selbstzweifel übertragen sich sprachlich (verbal) wie nichtsprachlich (nonverbal) auf die Zuhörer, die diese dann ebenso verbal (z. B. störende und kritische Zwischenbemerkungen) oder nonverbal (z. B. als allgemeine Unruhe oder Desinteresse) zurückgeben. So schließt sich der Kreis aus Angst und Stress.[11]

Präsentationstechniken helfen Ihnen, Wissen und gute Ideen ins rechte Licht zu rücken und überzeugender darzustellen. Doch sie ersetzen keinesfalls Fachkompetenz oder wohldurchdachte Ideen. Verfehlte Argumente, nicht vorhandenes Prüfungswissen oder unrealistische Projekte werden auch mit Hilfe ausgefeilter Präsentationstechniken nicht wie durch Zauberhand akzeptabel.

Bei der gelungenen Präsentation wird der Monolog zum scheinbaren Dialog, denn es wird für alle Beteiligten spannender und eindrucksvoller, wenn Sie den Zuhörer gedanklich in Ihre Darstellung miteinbeziehen. Nehmen Sie ein leeres Blatt oder Ihr Trainingsheft zur Hand und notieren Sie, was Sie tun können,

[11] Schlenker u. Leary, 1982.

um Ihre Präsentationskompetenz zu verbessern. Die im Folgenden aufgeführten Strategien können Sie dabei als Anregung nutzen und an Ihre Situation anpassen.

1. Das Ziel der Darstellung

In der Regel ist das primäre Ziel einer Präsentation nicht, Ihr Gegenüber zu unterhalten, sondern zu überzeugen. Überprüfen Sie also Ihr Ziel aus der Sicht des Publikums. Versuchen Sie, so gut es geht, sich auf den jeweiligen Gesprächspartner einzustellen. Machen Sie sich (auch bei der Beantwortung einer Prüfungsfrage) klar, worauf Sie hinauswollen. Machen Sie sich bei Ihrer Darstellung den Sinn Ihres Vortrages bzw. der Prüfungsantwort klar, und verwenden Sie Ihre Energie weniger für komplizierte Formulierungen. Am besten, Sie formulieren Ihr Präsentationsziel in einem Satz. Dieses Ziel muss realistisch erscheinen und auf die Ziele und Wünsche der Zuhörer abgestimmt sein. Dann können Sie die Argumentation – den roten Faden – darauf abstimmen.

2. Das Interesse des Zuhörers

Entwickeln Sie die Ideen gemeinsam mit dem oder den Zuhörern. Es ist hierfür sinnvoll, so viele Informationen wie möglich vorab zu haben (Publikums- bzw. »Prüfer«-Analyse): Welche Erwartungen hat der andere? Was weiß er über das Thema? Welche Meinung hat er dazu? Ihre Argumentation kann noch so prägnant und stichhaltig sein, sie geht fehl, wenn sie den Zuhörer nicht da erreicht, wo er sich gedanklich befindet. Durch seine Gestik, Mimik und Zwischenbemerkungen sind Sie ständig darüber informiert, ob Ihr Zuhörer Ihnen folgt.

Üben Sie im Alltag. Erzählen Sie einer anderen Person und später einer Gruppe etwas, das die Aufmerksamkeit auf Sie ziehen soll, und beobachten Sie dabei die Reaktionen Ihres Gegenübers. Achten Sie darauf, woran Sie Interesse und Aufmerksamkeit beim Gegenüber ablesen können. Wenn Sie bei der Prüfung den Teil beantwortet haben, den Sie wussten, führen Sie Ihr Gegenüber in angrenzende Themenbereiche, über die Sie mehr erzählen können. In der Regel möchte ein Prüfer wissen, was Sie wissen, und nicht unbedingt, was Sie nicht wissen.

3. Gedankliche Verarbeitung unterstützen

Unterstützen Sie den Verarbeitungsprozess im Zuhörer. Durch zusätzliches Anschauungsmaterial (Dias, Bilder, Anschriebe etc.) erreichen Sie, dass die neue Information über zwei Kanäle aufgenommen wird: visuell und akustisch. So wird eine größere Kodierungstiefe im Gehirn erreicht.[12] Dasselbe erreichen Sie, vor allem in einer Prüfung, mit kurzen, aber prägnanten Beispielen.

4. Die Körpersprache

Gesten und Gebärden sollten spärlich, doch deutlich eingesetzt werden. Unterstreichen Sie mit Ihrer Körpersprache Ihre Worte. Zeigen Sie sich interessiert, kompetent und selbstbewusst, jedoch nicht überheblich. Setzen Sie auch Pausen bewusst ein. Die Hast des Sprechenden überträgt sich auf die Hörer, die ihrerseits unruhig werden und so die Nervosität des Redners steigern.

Unterbrechen Sie diesen Teufelskreis durch gezielten Einsatz von Pausen. Sie wirken dadurch als Redner ruhiger, Sie können Ihre Gedanken ordnen und haben mehr Zeit zum Überlegen der Worte. Erholungspausen erleichtern zudem das Verstehen und Verdauen neuer Gedankengänge. Beschränken Sie die Präsentation auf etwa 30 bis 40 Minuten, Sie erhalten sich damit die Aufmerksamkeit des Zuhörers und bleiben selbst leichter bei der Sache. Unter Zeitdruck lieber Thementeilbereiche bewusst weglassen, als die Zuhörer in einen »Endspurt« zu treiben. Viele

[12] Vgl. Godeby et al., 1993.

mündlichen Prüfungen sind sinnvollerweise auf 30 Minuten beschränkt.

9.5 Umgang mit akutem Stress

Ausagieren

Wenn unser Organismus veranlasst wird, sich auf Kampf oder Flucht umzustellen, weil wir uns bedroht, bedrängt oder angegriffen fühlen, so schüttet er entsprechende Hormone aus (vgl. Kapitel 3.4). Der Körper erhält dadurch zusätzliche Energie. Wenn diese Aktivierung nicht durch geeignete Handlungen (Kampf oder Flucht) abgebaut wird, wendet sie sich als Stress gegen den eigenen Körper und greift diesen an seiner jeweiligen Schwachstelle an (z. B. die Galle, das Herz, der Magen etc.). Daher sollte diese Aktivierung eigentlich abreagiert werden, ehe sie den Körper schädigen kann. Überprüfen Sie anhand Ihres Stressprofils in Kapitel 3.4 Ihr akutes Stressverhalten, d. h. ob Sie eher ein »dauerhafter« Stresstyp sind und inwiefern Sie bereits Stressgeschädigt sind.

Wenn Sie Probleme mit der Bewältigung von Angst und Stress haben, nehmen Sie ein leeres Blatt oder Ihr Trainingsheft zur Hand und notieren, was Sie tun können, um Ihr Verhalten diesbezüglich zu verbessern. Die im Folgenden aufgeführten Strategien können Sie dabei als Anregung nutzen und an Ihre Situation anpassen.

Wenn möglich, reagieren Sie den Stress sofort ab. Wenn Sie sich unvorhergesehen ärgern, hauen Sie mit der Faust auf den Tisch und erheben Ihre Stimme, wenn Ihnen danach zumute ist. Dies ist eine Möglichkeit, die mobilisierten Energien abzuleiten, die andernfalls aufgestaut werden. Wenn jedoch eine solche Reaktion aus sozialen Gründen nicht möglich ist – etwa angesichts einer Person, von der viel für Sie abhängt (Chef oder Prüfer), oder weil Sie sich vorgenommen haben, heute auf gar keinen Fall den Familienfrieden zu gefährden (auch wenn Sie sich über jemanden in Ihrer Familie ärgern) –, dann leisten Sie ersatzweise andere Muskelarbeit: Ballen Sie die Faust in der Manteltasche oder unterm Tisch, oder führen Sie sogar eine regelrechte Übung durch.

Durch sogenannte isometrische Tätigkeit können Sie zumindest einen Teil Ihrer Aktivierung abbauen, indem Sie z.B. die Hände auf den Stuhlkanten stützen, beide Beine auf den Boden stemmen und die Bauchmuskulatur anspannen. Diese Übungen sind gerade auch dann sinnvoll, wenn Sie bei Ihrem akuten Stressverhalten (siehe Stressprofil Kapitel 3.4) hohe Werte einer negativen Befindlichkeit zeigen.

Entspannung

Wenn der Stress vorhersehbar ist, kann die Methode der Selbsthypnose sowohl im akuten Fall als auch bei länger andauernden Stressphasen eine andere Art der Angst- und Stressbewältigung vermitteln (siehe die Übungen in Kapitel 5). Sie ermöglicht eine schnell eintretende Entspannung in dem Moment, in dem sie praktiziert wird. Sie kann die Entspannung aber auch für eine noch bevorstehende Stressvolle Situation vorprogrammieren (Kapitel 6.6). Selbsthypnose verbindet Vorteile der Meditation und des Biofeedbacks mit der Wirkung posthypnotischer Reaktionen (Kapitel 7.1).

Es zeigt sich, dass letztlich das Einsetzen der Entspannungsreaktion (das Gegenteil von Kampf- oder Fluchtreaktionen) den Hauptaspekt aller Stressreduktion darstellt (Kapitel 4.1).

Einige Charakteristika dieser psychosomatischen Umstellung sind:

1. Das Atmen wird langsamer und tiefer.
2. Das Herz schlägt langsamer.

3. Der Blutfluss nimmt in den Händen und Beinen zu.
4. Die Muskulatur entspannt sich.
5. Der Metabolismus normalisiert sich.
6. Die hormonale Aktivität (Hormonspiegel) wird ausgeglichen.

Wichtig ist in diesem Zusammenhang, dass andere Umstellungen folgen, wenn es Ihnen gelingt, einen Teil dieser Entspannungsreaktion einleiten zu können.

Wenn Sie mit der hypnotischen Trance bestimmte Reaktionen in einer kommenden Stresssituation verändern wollen, können Sie dafür eine »Spur« legen. In den vorangegangenen Übungen haben Sie einige solcher posthypnotischen Auslöser kennengelernt. (Tief einatmen und langsam ausatmen in Übung 5.1, die Sitz- oder Liegeposition in Übung 5.2, den Fixationspunkt – etwa den Ring an Ihrem Finger – in Übung 5.3, die Leichtigkeit der Hand in Übung 5.4 usw.). Durch regelmäßiges Üben und die Wiederholung dieser Prozeduren verankern Sie den Trancezustand in visuellen, akustischen und gefühlsmäßigen Reizen. Diese werden zum Auslöser der Trance, wenn Sie sie mobilisieren.

Selbstkommentare

Aufgrund der Wirkung, die Gedanken auf das Befinden haben, wird häufig »positives Denken« als generelle Strategie zur Lebensbewältigung propagiert.[13] Umgekehrt spricht man von Stressimmunisierung, wenn es darum geht, negative Gedanken in akuten Stresssituationen zu verhindern.[14]

Wenn Sie Ihre Gedanken untersuchen, die in der Konfrontation mit Stress auftreten, werden Sie eine bestimmte Einstellung zur Situation oder zu Ihrer Reaktion darin entdecken. Diese Haltung kann Stressmindernd oder Stressfördernd sein. Stress-

---

[13] Coué, 1992, Murphy, 1985.
[14] Meichenbaum, 1995.

steigernd wären Gedanken wie »Ich halte das nicht aus«, »Ich lasse mir das nicht bieten« etc. Gedanken dagegen wie »Ich lass' mich nicht aus der Ruhe bringen« oder »Das ärgert mich wohl, aber es gibt Schlimmeres« drücken eine andere innere Haltung gegenüber der Situation aus und führen zu einer Verminderung der Stressreaktion.

Stellen Sie sich folgende Situation vor: Sie treten vor eine Gruppe Ihnen unbekannter Zuhörer, von denen Sie vermuten, dass sie kompetent und kritisch sind. Sie wollen etwas vortragen, von dem Sie annehmen, dass es der Meinung des Publikums zuwiderläuft. Sie sind also sicher, die Erwartungen der Zuhörer nicht zu erfüllen. Da kommen Ihnen vielleicht Gedanken wie:

- »Die halten nichts von mir …«
- »Wie ungeduldig die sind …«
- »Ich bin nicht überzeugend …«
- »Am besten wär' ich gar nicht angetreten …«
- »Mein Vortrag ist nichts wert …«
- »Ich hab' nichts zu bieten …«

Wenn Sie genauer nachforschen, stoßen Sie u. U. auf merkwürdige Glaubenssätze, die unbewusst Ihr seelisches Klima bestimmen. Sie finden vielleicht heraus, dass Sie innerlich der Überzeugung sind:

- »Nur wenn ich Hervorragendes leiste, bin ich etwas wert!« oder
- »Nur wenn mich alle mögen, bin ich etwas wert!«

Und dann stellen Sie fest, dass Sie weder überdurchschnittlich sind noch dass alle Sie toll finden. Vielleicht steigern Sie Ihren Aktivismus, um das Unerreichbare zu erzwingen. Oder Sie ziehen sich zurück in das schwarze Loch der Depression. In beiden Fällen machen Sie mit großer Wahrscheinlichkeit eine Menge Fehler, und Ihr Misserfolgsverdacht bestätigt sich.

Gehen Sie gedanklich noch einmal zurück zum Anfang der Katastrophe. Beginnen Sie diesmal mit einer realistischen Einschätzung:

- »Die Zuhörer sind möglicherweise anderer Meinung als ich, und es kann sein, dass mich nicht alle mögen.«

Fügen Sie dann hinzu: »Das ist ihr gutes Recht.«

Und machen Sie sich klar, was Ihr gutes Recht ist:

- »Ich bin nicht dazu da, diese Menschen zufriedenzustellen.«
- »Ich kann nicht von jedem im Publikum geliebt werden.«
- »Meine Meinung ist mir wichtig, auch wenn die anderen nicht zustimmen.«

Trainieren Sie diese Fähigkeit, sich nicht aus der Ruhe bringen zu lassen. Wählen Sie eine Situation, in der Ihnen das bisher schlecht gelungen ist. Gehen Sie in Gedanken in die Situation, und beobachten Sie, welche spezifischen Gedanken mit Ihrer Aufregung verbunden sind. Formulieren Sie dann möglichst viele alternative Gedanken und Einstellungen.

Machen Sie dazu folgende Übung:

Übung: Umstrukturierung

1. Wählen Sie eine Situation, die Sie bisher immer in Rage gebracht hat. Gehen Sie in Gedanken diese Situation noch einmal durch, und beobachten Sie, welche spezifischen irrationalen Gedanken mit dieser Aufregung verbunden sind.
2. Formulieren Sie alternative Gedanken dazu, die realistisch und weniger belastend sind:
   a) Abwertung: »Die Zuhörer sehen alle aus wie Kohlköpfe?…«
   b) Ablenkung: »Es gibt Wichtigeres?…«
   c) Normalität: »Manchmal ist man mehr und manchmal weniger überzeugend?…«

d) Herausforderung: »Wie kann ich mal ganz anders als sonst reagieren?«
e) Selbstaufwertung: »Es gibt vieles andere, was ich gut kann?...«
f) Positive Umdeutung: »Die Zuhörer sind neugierig?...«
g) Eigener Anteil: »Wahrscheinlich neige ich zur Überreaktion?...«
h) Perspektive der anderen: »Die Zuhörer wollen ihren Standpunkt schützen?...«
i) Helfer der anderen: »Wie kann ich es ihnen leicht machen, mir zu folgen?«

3. Gehen Sie nach einer Methode Ihrer Wahl in Trance (Kapitel 5).
4. Kehren Sie in der Vorstellung in die potentielle Stresssituation zurück, und erleben Sie sie in allen Sinnesmodalitäten. Gehen Sie möglichst viele Schritte des Ablaufs durch, die nötig sind, um das Ziel zu erreichen. Achten Sie auf die auftretenden Gefühle in den kritischen Momenten (Frustration, Wut, Langeweile, Ärger, Panik usw.). Setzen Sie jetzt die alternativen Gedanken zur Einschätzung der Lage (s. o.) ein. Nehmen Sie wahr, wie sich Ihre Gefühle verändern.
5. Kehren Sie zurück in die Alltagswirklichkeit.

Wenn Sie mit dem Resultat zufrieden sind, gehen Sie zurück zu Punkt 2, und finden Sie neue alternative Gedanken. Wiederholen Sie die Prozedur. Wenn Ihr Stressprofil (Kapitel 3.4) hohe Besorgniswerte und geringe Werte im Selbstvertrauen zeigt, können Sie durch eine derart veränderte Einstellung zur Sache die Bewältigung verbessern und die Effekte der Selbsthypnose unterstützen.

9.6 Umgang mit chronischem Stress

Disstress und Eusstress

Dieses Buch will Ihnen helfen, mit Situationen besser zurechtzukommen, in denen es um effektives Lernen oder Präsentieren geht. Dabei auftretender Stress ist immer mit Aktivierung verbunden. Wenn dieser körperliche Zustand mit einem subjektiven Gefühl der Überforderung verbunden ist, spricht man von Disstress (d. h. negativer Stress). Der resultiert besonders dann, wenn Sie sich sehr hohe Anforderungen gestellt haben, zugleich aber von dem Gefühl geplagt werden, die bestimmte Situation weder vermeiden noch sie kompetent in den Griff bekommen zu können. Unglücklicherweise reagiert die Umwelt gerade dann mit negativen Rückmeldungen. Wer es gut mit Ihnen meint, der gibt Ihnen vielleicht Ratschläge wie: »Machen Sie lieber nur eine Sache, wenn schon, dann richtig.« Dies enthält zwar viel Wahres, ist aber leichter gesagt als getan.

Sicherlich haben Sie auch schon ab und zu eine Situation erlebt, in der jeder Handgriff sitzt und Sie das, was Sie tun, so richtig »fließend« machen, dass Sie währenddessen gar nicht darüber nachdenken. Das müssen gar nicht unbedingt Routineaufgaben sein, denn da schleicht sich allzuleicht die Langeweile ein. Vielmehr gibt es auch Situationen mit hohen Anforderungen, in denen man ganz bei dem ist, was man gerade tut. Im Nachhinein fühlt man sich dann nicht unangenehm gestresst, sondern vielleicht richtiggehend euphorisch. Dann spricht man von Eusstress (d. h. positiver Stress). Hierfür wurde auch der Begriff »Flow« geprägt – das englische Wort für »Fließen«.

Dieses Fließen oder »Ganz-im-Tun-Aufgehen« kann man lernen. Zum einen, indem man sich die richtige Aufgabe oder vielmehr das passende Anforderungsniveau wählt. Dann vermeiden Sie Stress, der durch Überforderung zustande kommt. Unterforderungen auf der anderen Seite können schnell zu Langeweile und dazu führen, mit dem Kopf ganz woanders zu sein. Daher ist ein Merkmal der Flow-Erlebnisse, das Anforderungsniveau hochzusetzen, aber eben nicht zu hoch.

Nicht umsonst haben gerade Sportler erwiesenermaßen zahlreiche Flow-Erlebnisse: Sie sind leistungsorientiert und arbeiten immer an ihrer Leistungsgrenze, trainieren aber im besten Fall so, dass sie sich nicht bis zur Frustration überfordern.

Schließlich sorgen gerade Erfolgserlebnisse, die auch tatsächlich mit Anstrengung verbunden waren, für ein Gefühl der Kompetenz. Damit wären wir bei der zweiten wichtigen Komponente von EuStress oder Flow: Suchen Sie vermehrt Situationen auf, in denen Sie sich kompetent und handlungsfähig fühlen. Misserfolge sind vorprogrammiert, wenn Sie als untrainierter Mensch plötzlich Hochleistungssport betreiben wollen oder als Klavieranfängerin einen ganzen Satz perfekt spielen möchten. Dagegen können Sie sich Erfolgserlebnisse verschaffen, indem Sie das Niveau individuell an sich anpassen.

Ein weiterer Faktor ist die Rückmeldung aus der Umwelt. Gerade in Disstresssituationen neigen die meisten Menschen dazu, sich vermehrt mit ihren Versagensängsten zu beschäftigen (d. h. mit ihren körperlichen Missempfindungen und Selbstkommentaren wie »Ich schaff' das nie, schon wieder geht alles schief«). Stattdessen wäre es besser, sich konzentriert der Aufgabe selbst zu widmen. Flow heißt deshalb auch im Tun aufzugehen und in den Prozess des Sichbeschäftigens mit der Aufgabe immer wieder die Rückmeldung über die Wirkung des Tuns einfließen zu lassen. Das heißt, sich bei der Aufgabe immer wieder der Stimmigkeit der einzelnen Schritte zu versichern und völlig frei zu sein, Korrekturen anzubringen, anstatt sich über mögliche Fehler den Kopf zu zerbrechen und die Tätigkeit selbst darüber aus den Augen zu verlieren.

Ein Individuum in DiStress fühlt sich nicht wohl in seiner Haut, erlebt seine Körperempfindungen als hinderlich, seine Gedanken als belastend und seine Handlungen als unangemessen. Im EuStress dagegen erlebt das Individuum, dass es in der jeweiligen Aufgabe aufgeht, ein Gefühl der Absorption von Sache hat und Übereinstimmung mit sich selbst. Im Nachhinein stellt sich häufig ein Gefühl der Euphorie ein.

Bewältigungsmechanismen

Die Stressforschung hat neben den physiologischen Resultaten, beispielsweise der Einsicht, welche Hormone dabei eine Rolle spielen, welche Dauerschäden im Kreislauf oder Verdauungssystem entstehen, eine Reihe von psychologischen Erkenntnissen zutage gefördert. So wurde ein Stresstyp gefunden, der sich durch Aktivismus, Konkurrenz und Dauerkampfhaltung auszeichnet (Kapitel 3).

Eine Studie zur Erfassung von Bewältigungstechniken fand zur Stressbewältigung folgende acht Kategorien[15]:

1. Entspannung +
2. Ablenkung +,
3. Umdefinition der Situation +,
4. Akzeptanz der Umstände +,
5. Katharsis,
6. Direkte Handlung +,
7. Suche nach sozialer Unterstützung,
8. Religiosität.

Die Kategorien 1. und 2. nutzen die psychosomatische Umstellung, die durch Selbsthypnose oder andere Entspannungstechniken erreicht wird. Die Kategorien 3. und 4. beschreiben die Möglichkeiten der gedanklichen Bewältigung (Kapitel 10.5). Die Strategien 5. und 6. verweisen auf die Handlungsebene, wobei Kategorie 5. die emotionale Komponente in den Vordergrund rückt. Strategie 7. bezieht die sozialen Bindungen ein und Kategorie 8. eine übergeordnete Sinnfindung.

Was ist Ihre bevorzugte Bewältigungsstrategie?
Die obengenannten Strategien zur Bewältigung der Herausforderungssituationen, die mit einem Pluszeichen (+) gekennzeichnet

[15] Stone u. Neale, 1984.

sind, lassen sich durch Selbsthypnose gezielt verbessern, da sie deren Umsetzung erleichtert und die nötige innere Haltung ermöglicht.

Umstrukturierung

Wenn Sie ein Stresstyp sind oder gar bereits Symptome durch Stressschädigung aufweisen, sollten Sie Ihr generelles Stressverhalten überarbeiten. In diesem Fall empfiehlt sich eine genauere Analyse der Stresssituation. Erstellen Sie dazu eine Liste von Situationen, die Sie immer wieder in hohen Stress versetzen (z.B. Familie, Partnerschaft, Kunden, Mitarbeiter).

Was geht Ihnen in solchen Momenten durch den Kopf, wenn Sie sich so aufregen (z.B. sich vernachlässigt oder übergangen fühlen, sich ungerecht behandelt fühlen)?

Stellen Sie nun für jedes Thema mindestens fünf alternative Möglichkeiten zusammen, wie Sie die Situation anders bewerten können, damit sie weniger Stressreich ist (siehe Kapitel 10.5). Gehen Sie in Gedanken jede Situation durch, und überprüfen Sie, welche andere Einstellung Ihnen eine gesündere Reaktion ermöglicht.

Wenn Ihnen dies schwerfällt, so fragen Sie Mitmenschen, die offensichtlich ruhiger mit solchen Situationen umgehen können, wie diese die jeweiligen Vorkommnisse einschätzen und was sie darüber denken bzw. was sie zu sich selbst sagen. Wenden Sie die Übung 10.5 auf die wichtigsten Ihrer chronischen Stressauslöser an.

Emotionale Unterstützung

Wie wir mit Stress umgehen, hängt nicht nur davon ab, wie wir die Situation einschätzen und welche Handlungsmöglichkeiten wir wahrnehmen, sondern auch davon, welche externen Ressourcen zur Verfügung stehen. Die Ergebnisse der Stressforschung zeigen, dass der soziale Rückhalt ein Mittel gegen Stress ist.

Unser soziales Netz kann in schwierigen Situationen dazu beitragen, dass wir ausharren oder das Vertrauen in den Erfolg nicht verlieren. Haben Sie Menschen, auf die Sie sich auch in schwereren Zeiten verlassen können? Pflegen Sie Ihre sozialen Beziehungen, reden Sie mit anderen über sich und die Dinge, die zu entscheiden sind, die Dinge, die Ihnen Probleme machen? Die Belastung mitzuteilen ist ein Teil der Stressbewältigung, weil es Sie erleichtert. Gleichzeitig kommen Sie Ihren Mitmenschen näher und erleben emotionale Unterstützung.

Zeiteinteilung

Werden Sie sich bewusst, wie Sie mit der Zeit umgehen. Sie sinnvoll einzuteilen bedeutet, Ihre Bedürfnisse, Ihre Neigungen und die Erfordernisse des Alltags gleichermaßen zu berücksichtigen.

Mehr Flow-Erlebnisse

Zehrend sind die Tage, an denen eine Unannehmlichkeit nach der anderen auftaucht. Für nichts sind angemessene Lösungen zur Hand. Überall werden Sie für das, was schiefläuft, verantwortlich gemacht. Selten fühlen Sie sich am richtigen Platz und anerkannt. Im Englischen spricht man von den »daily hassles«, den täglichen kleinen Misserfolgen und Frustrationen, die zu Verstimmung, Depression und psychosomatischen Erscheinungen beitragen.[16]

Nicht alle Situationen können in Flow-Erlebnisse verwandelt werden. Es lässt sich aber mehr dafür im Alltag tun, als man auf den ersten Blick vermuten würde.

---

[16] Kanner et al., 1981.

Gehen Sie Ihre lästigen, sich wiederholenden Frustrationen durch:

- Wie können Sie die Situationen so verändern, dass das Anforderungsniveau optimal hoch – also nicht zu hoch ist?
- Daraus resultiert eine kompetente Haltung. Wie können Sie weiter für Rückmeldungen über das, was Sie tun, sorgen?
- Wenn Sie Leistungssituationen bisher gemieden haben, wie können Sie Ihr Anspruchsniveau langsam anheben, so dass Ihnen Flow-Erlebnisse wieder zugänglich werden?
- Wie können Sie zwischen Routinetätigkeiten immer wieder Flow-Erlebnisse einschalten und an ihnen auftanken (z.B. in Hobbys)?

Sicherlich haben Sie selbst zahlreiche Ideen dazu, wie die Kriterien für Flow Ihr Stressverhalten verändern können. Mit den Techniken der Selbsthypnose haben Sie zusätzliche Möglichkeiten kennengelernt, die Häufigkeit der Flow-Erlebnisse zu erhöhen. Zum einen kann der Trancezustand selbst als Flow fungieren und daher eine Ressource darstellen. Zum anderen ist die Trance ein Zustand, der hilfreich ist, um sich darüber klar zu werden, wo die eigenen Flows liegen können. Gehen Sie dazu erst die Übung »Inneres Aufräumen« (Kapitel 7.3) durch, und verwenden Sie sie zu diesem Zweck etwas zu finden, was Sie frustriert. Wenden Sie dann die Übung »Zukunftsbahnung« (8.4) an, um eine Vorstellung davon zu entwickeln, wie Sie diese Situation in verbesserter Form bewältigen können.

Eine andere Strategie besteht darin, mit Fokussierung (Kapitel 6.3) sich den Einstieg in die Absorption von einer Tätigkeit zu erleichtern. Die Techniken der Distanzierung aus der Übung »Vergangenheitsbewältigung« (Kapitel 8.3) helfen dann, die eventuell auftretenden störenden Einflüsse auszublenden. Das hilft, den Zustand der Absorption von der Tätigkeit aufrechtzuerhalten.

Längerfristig wird aus der Übung mit der Selbsthypnose eine gesteigerte Fähigkeit zur Fokussierung, zur Dissoziation und zum divergenten Denken resultieren und daraus wiederum die gesteigerten Chancen, in Zukunft Aufgaben zu lösen und als Eustress zu erleben.

9.7 Selbstmanagement durch Selbsthypnose

Erste Woche

Führen Sie als Erstes die Vorüberlegungen zur Verbesserung Ihrer Bewältigungstechnik in Kapitel 3 durch: eine Problemanalyse. Dann wissen Sie, auf welchen Aspekt es bei Informationsaufnahme, Präsentation und Stressbewältigung für Sie ankommt, und Sie haben konkrete Hinweise für die richtige Selbsthypnosetechnik.

Nehmen Sie sich die Zeit, und wählen Sie aus den Möglichkeiten, in Trance zu gehen, eine für Sie angenehme und passende Methode (Kapitel 5). Praktizieren Sie in der ersten Woche dreimal täglich Selbsthypnose. Greifen Sie in Zukunft auf diese für Sie bewährte Methode zurück; Sie können aber auch wechseln und alle Methoden durchprobieren bzw. die Methode jeweils der Situation anpassen. Überprüfen Sie die Effekte der selbstinduzierten Trance anhand der Kriterien in Kapitel 7.5.

Wichtig ist, dass Sie in dieser ersten Woche ausreichend Gelegenheit haben, verschiedene Trancezustände herzustellen: kurze, längere, solche, die in Schlaf übergehen oder in völliger Wachheit enden, solche, die nach unbestimmter Zeit enden, und solche, die nach vorgenommenen 15 Minuten enden usw. Sie brauchen in dieser ersten Zeit die Selbsthypnose noch nicht gezielt einzusetzen, können aber bereits darauf achten, wo Sie beiläufig ein besseres Befinden erleben.

Zweite Woche

Praktizieren Sie täglich Selbsthypnose, und verwenden Sie die posthypnotische Bahnung der Trance durch bestimmte Auslöser (Kapitel 7.1): Veränderungen der Atmung, Empfindungen in den Augen bei der Fixation, in den Händen bei der Levitation, Körperschwere und das Zählen bei der Vertiefung.

Ab der zweiten Woche können Sie damit beginnen, Ihre Fähigkeit zur Selbsthypnose gezielt einzusetzen: Gehen Sie dabei die einzelnen Techniken in Kapitel 8 durch, und überprüfen Sie, welche Ihnen am besten liegt und das beste Ergebnis für Sie hat.

Hierfür können Sie immer wieder die Annäherung an Ihr ursprünglich angesetztes Ziel feststellen: Schätzen Sie vor der Trance Ihre Befindlichkeit in der spezifischen Problemsituation (z.B. Nervosität) auf einer Skala von 1–10 ein. Nach jeder Tranceübung können Sie mit einer erneuten Einschätzung feststellen, inwieweit sich bereits eine Besserung zeigt.

Untersuchen Sie zuerst, wie Sie mit Selbsthypnose Ihre Konzentration bei der Arbeit verbessern (Kapitel 6.3).

Wenn Sie mit Ablenkungen zu kämpfen haben, verwenden Sie die in Kapitel 7.2 und 7.3 beschriebenen Techniken.

Dritte Woche

Studieren Sie noch einmal die Hinweise aus Kapitel 9.1 bis 9.6 zur Arbeitsorganisation, und entscheiden Sie sich für die Strategien und praktischen Tipps, die Sie sich aneignen wollen.

Praktizieren Sie täglich Selbsthypnose, und vertiefen Sie Ihre Kenntnis des richtigen Einsatzes. Stellen Sie fest, wann Sie beginnen, deutlich schneller eine Trance herzustellen.

Nutzen Sie als Nächstes die Möglichkeiten, Ressourcen für Ihre Arbeit und zur Bewältigung von Stresssituationen zu mobilisieren (Kapitel 6.4). Beginnen Sie mit den allgemeinen Ressourcen (Kapitel 8.1), und ergänzen Sie dann spezifische Ressourcen (Kapitel 8.2).

Vierte Woche

Wenn Erfahrungen der Vergangenheit Sie daran hindern, sich innerlich auf Ihre Ziele einzurichten, so sollten Sie deren Aufarbeitung nicht zu lange hinausschieben (Kapitel 8.3). Wenn Sie aufgrund der Vorübung in Kapitel 6.5 keine Anhaltspunkte dafür finden, gehen Sie dazu über, zukünftige Konfrontationen in Trance vorwegzunehmen. Die Anleitung hierzu finden Sie in Kapitel 8.4.

Beachten Sie, dass Sie in dieser Übung die Ziele immer positiv formulieren. Ob in der frustrierten Vorbereitung, der Präsentation selbst oder einer persönlichen Konfrontation – versuchen Sie die Stresssymptome nicht einfach zu unterdrücken. In dem Maße, wie Sie versuchen, Empfindungen von Anspannung und Stress zu unterdrücken, erreichen Sie in aller Regel das Gegenteil: Spannung wird weiter aufgebaut und Stress verstärkt – es entsteht ein Teufelskreis.

Lenken Sie stattdessen Ihre Aufmerksamkeit auf diese Anspannung, da, wo Sie sie spüren können. Konzentrieren Sie sich auf diese Empfindungen der muskulären Anspannung, da, wo sie wahrnehmbar sind: an der Stirn, im Nacken, im Rücken, wo immer Sie sie spüren. Gehen Sie mit der Störung so um, wie es in Kapitel 7.4 beschrieben wurde.

Ein anderer Weg, der herausführt, ist im nächsten Abschnitt beschrieben. Als Kurzform versuchen Sie zunächst Folgendes: Nehmen Sie sich einen Moment Zeit, und untersuchen Sie, wie groß die Anspannung ist. Schätzen Sie beispielsweise auf einer Skala von 1 (minimal) bis 10 (maximal) ein, wie stark die Anspannung im Moment ist. Sie können Ihre Augen kurz dazu schließen. Bestimmen Sie innerlich die Intensität der Anspannung.

Verstärken Sie jetzt die Spannung in den betroffenen Gebieten für einige Sekunden, indem Sie die Hände zur Faust ballen, die Unterarme auf die Unterlage pressen, die Muskeln im Gesäß und in den Beinen anspannen.

Nehmen Sie hierzu einen tiefen Atemzug, halten Sie den Atem an, während Sie die Spannung etwas verstärken. Dann lösen Sie die Muskeln, und atmen Sie die Luft wieder langsam aus und all den Stress, der sich aufgebaut hat. Stellen Sie sich vor, wie Sie mit jedem Ausatmen einen Teil dieser Spannung wieder ausatmen.

9.8 Abschließende Bemerkungen

Selbsthypnose zur geistig-seelischen Entspannung

Neben der körperlichen Anspannung findet sich oft innere Verdüsterung oder Vernebelung der Sicht. Dieser Stress kann sich nur in einer bestimmten Situation zeigen und danach wieder verschwinden. Er kann sich aber auch über längere Zeit halten. Vielleicht fällt es den Betroffenen dann schwer, in Gedanken abzuschalten. Sie grübeln und machen sich Sorgen. In diesem Fall empfiehlt sich die Übung »Inneres Aufräumen« (Kapitel 7.3).

Bei psychischer Anspannung empfiehlt sich bei allen drei Bereichen (der Vorbereitung, Präsentation und der Konfrontation) als weitere Übung zur Stressbewältigung eine Kombination der in Kapitel 5.2 und 5.3 beschriebenen Techniken:

Übung: Anspannung abbauen

1. Beginnen Sie Ihre Selbsthypnose in diesem Fall damit, dass Sie bewusst auf Ihr Atmen achten (wie in Kapitel 5.1). Machen Sie einen tiefen Atemzug und achten sie dann auf das Ausatmen. Atmen Sie bewusst aus. Bei den nächsten vier oder fünf Atemzügen achten Sie jedesmal auf Ihr Ausatmen. Nehmen Sie das Ausströmen der Atemluft wahr, und stellen Sie sich vor, wie Ihr Körper jedesmal ein Stück Spannung ausatmet und Sie mit diesem Ausatmen auch Gedanken, die Sie nicht mehr brauchen, ausströmen lassen. Mit jedem Ausatmen können Sie so einen anderen Teil Ihrer Sorgen abgeben, hinausatmen.

2. Achten Sie als Nächstes auf die zunehmende Körperschwere und das Gefühl, als ob Ihr Körper dabei im Stuhl (oder Bett)
3. etwas einsinkt (Kapitel 5.2). Gehen Sie mit Ihrer Wahrnehmung in die Hände. Überprüfen Sie, wie fest sich die Hände anfühlen, und stellen Sie fest, dass möglicherweise die eine dabei sich zunehmend leicht anfühlt – aber die andere wie an der Unterlage angewachsen. Mit jedem Ausatmen lassen Sie in der Vorstellung einen Teil der Spannung durch diesen Arm, die Hand und die Finger in die Unterlage (Sessellehne) strömen.
3. Als Nächstes können Sie bewusst auf Ihr Einatmen achten. Ihre Lungen nehmen frische Luft auf. Stellen Sie sich vor, wie Sie gleichzeitig mit dem Einatmen all die Dinge in sich aufnehmen, die Sie zur Bewältigung der Situation brauchen: Kraft, Energie, Ausdauer, Zuversicht.
4. Erlauben Sie dann den Gedanken, dass sie wieder auftauchen; einer nach dem anderen. Stellen Sie sich dabei vor, dass die Gedanken wie Wolken am Himmel vorüberziehen, wie Vögel oder wie Treibholz in einem Fluss. Jeder einzelne Gedanke für sich kann während der Länge eines Atemzugs langsam vorüberziehen. Nehmen Sie wahr, was für Gefühle jeweils damit verbunden sind. Lassen Sie sie mit dem Gedanken mitgehen, mit dem Gedanken wegschwimmen.

Sie können diese Übung mehrmals täglich für sich durchführen. Mit einiger Übung können Sie so Ihre Gedanken nutzen, um in einen Trancezustand einzutreten und Ihre Stressgedanken und Ihr Ausatmen als Auslöser von Entspannung zu nutzen.

Umgang mit Stress außerhalb der Übungssituation

Mit Selbsthypnose können Sie sich trainieren, sich schnell und in der zur jeweiligen Situation passenden Form (anwesend, abwesend, teilweise, ganz, bestimmte Körperregionen usw.) zu entspannen. Ohne Apparate und zu jeder Zeit, in der Sie einer fordernden Situation ausgeliefert sind. Sie können damit aus einem Zeichen für Stress einen Auslöser von Entspannung und Ruhe machen.

Suchen Sie die bisherigen Auslöser für Ihr Stressverhalten. Jeder hat seine spezifischen Begebenheiten, die ihn in Stress versetzen (Kapitel 3 und 7). Ein Auslöser für die Entspannungsreaktion in einer Stresssituation kann alles sein, was in dieser Situation immer wiederkehrt, was für diese Situation typisch ist. Wenn Sie einen Vortrag halten oder eine mündliche Prüfung ablegen, haben Sie sich vielleicht immer wieder durch Blicke der Zuhörer verunsichern lassen. Wählen Sie in den Situationen einen Fixationspunkt für die Augen, vielleicht den Brillenrand Ihres Gegenübers, und lassen Sie sich durch die Reflexe an die Sonnenreflexe in einer Erholungssituation erinnern (am Meer, auf dem Berg u.Ä.) und an das Gefühl, das Sie beim letzen Mal hatten, als Sie diesen Anblick genossen. Dieser neue Auslöser kann zum inneren Schalter werden, der Ihre Befindlichkeit verändert, Sie z.B. an das Gefühl erinnern, wenn Sie ein frisches Glas Wasser trinken. Nutzen Sie hier die in Kapitel 8 beschriebene Ankertechnik.

Vielleicht stellen Sie im Laufe der Übungen fest, dass Ihr Problem an Bedeutung verliert. In diesem Falle empfiehlt sich die Selbsthypnose als eine Methode zur eigenen »Psychohygiene« zu betrachten und damit fortzufahren. Nutzen Sie Ihre erworbene Fertigeit, um schnell in einen angenehmen Zustand zu gelangen.

9.9 Zusammenfassung

In diesem Kapitel wurden für jeden der Problembereiche (Lern- und Arbeitsverhalten, Präsentation oder Prüfungssituation sowie Stress und Angst) bewährte Strategien zur Bewältigung beschrieben.

Beim Lern- und Arbeitsverhalten wurden folgende Punkte angesprochen: Arbeitsplatzgestaltung, Umgang mit Ablenkungen, Verbesserung der Einstellung zum Lernen bzw. Arbeiten, Organisation und Auswahl bei der Vorbereitung und schließlich die Vorteile, in einer Gruppe zu arbeiten.

Bei der Präsentation oder Darstellung wurde beschrieben, auf was man achten sollte, um kompetent zu erscheinen, und wie man sich das Interesse des Zuhörers sichern kann.

Beim Umgang mit akutem wie chronischem Stress wurden Strategien des Ausagierens und der Entspannung sowie des Verbesserns von Gedanken und inneren Einstellungen dargestellt.

Schließlich wurden gezielte Anweisungen gegeben, wie durch Selbsthypnose ein verbessertes Selbstmanagement erreicht werden kann.

10. Geschichten für zwischendurch

10.1 Warum Geschichten?

Es gibt verschiedene Arten zu lernen. *Belohnungs-* und *Bestrafungslernen* kommt fast täglich vor, ohne dass wir viel darüber nachdenken: Wir machen etwas richtig oder falsch beim Autofahren, Ausfüllen von Formularen, Umgehen mit Computern. Wenn unsere Handlung dabei zum Erfolg führte, handeln wir in Zukunft vermutlich wieder so, oder wir lassen es, wenn es nachteilige Folgen hatte.

Reflexlernen dagegen findet sich vielfach im emotionalen Bereich, also da, wo es um die Gefühle geht. Wir geraten mit jemandem aneinander und regen uns auf – und das nächste Mal, wenn wir der Person begegnen, stellt sich reflexartig dieselbe Erregung ein, ohne dass es zu einer Auseinandersetzung kommt. So lernen wir durch Erfahrungen des Alltags.

Es gibt auch Lernen, ohne dass wir handeln, etwa beim sogenannten *assoziativen Lernen.* Wir kennen das z. B. vom Vokabelnpauken: immer wieder jeweils dieselben zwei Wörter in beiden Sprachen ansehen und auswendig lernen. Werden wir später mit dem Wort aus der einen Sprache konfrontiert, so erinnert uns das automatisch an das Wort aus der anderen.

Daneben gibt es sogenanntes *symbolisches Lernen.* Hierbei übersetzen wir die Handlung in eine Vorstellung. Rechnen mit Zahlen ist so ein Fall: Wir stellen beispielsweise fest, dass wir zwölf Äpfel brauchen, wenn wir vier Personen mit je drei Äpfeln beglücken wollen. Wir können hierfür viermal drei Äpfel aus der Kiste nehmen und dann zusammenzählen. Oder wir rechnen zuerst, um zum selben Ergebnis zu kommen, bevor wir die entsprechende Anzahl der Kiste entnehmen. Dabei benutzen wir die Arithmetik als spezielle Sprache.

So ähnlich ist es auch mit Geschichten. Bekanntlich hören nicht nur Kinder gern Geschichten, sondern auch Erwachsene verschlingen Romane oder sitzen gebannt vor dem Fernseher, wenn ihre Lieblingsserie kommt.

Solche nicht in der Wirklichkeit gemachten Erfahrungen haben mehrere Funktionen. Man kann auf diese Weise etwas ausleben, was einem im eigenen Leben versperrt erscheint. Aggression und Sexualität scheinen besondere Kandidaten zu sein – wenn man vom Video-Angebot ausgeht. Man kann in Fantasiewelten aber auch Ressourcen finden. So soll Iwan der Schreckliche sich jeden Abend Märchen vorlesen lassen haben. Seine Begründung: Die Realität sei so grausam, da müsse er hin und wieder den Glauben auffrischen, dass noch Wunder möglich seien.

Geschichten können direkt als Belehrungen wirken. So etwa die Geschichte vom Suppenkasper. Das ist häufig auch bei Fabeln der Fall, in denen die Tiere bestimmte Eigenschaften des Menschen wie Habgier oder Schläue darstellen und dann gezeigt wird, wie es den Tieren damit ergeht.

Manchmal wird ein direkter Hinweis in die Bilder übersetzt, die dem Zuhörer geläufig sind. So begründet Jesus den Gebrauch von Gleichnissen, wenn er z. B. zu den Bauern über den Glauben wie vom Samen spricht, der entweder in den Boden einsinkt und keimt oder auf den Steinen verdorrt.

Andererseits lernt man vieles beiläufig. So nimmt man Inhalte in Erzählungen oft nicht als direkte Hinweise fürs eigene Verhalten auf. Vielmehr folgt man der Geschichte aufmerksam und notiert sich unbewusst dieses oder jenes. In der Geschichte »Von einem, der auszog, das Fürchten zu lernen« fällt wahrscheinlich jedem etwas anderes auf: Der Zuhörer nimmt vielleicht eine bestimmte Veränderung wahr, die Hans in der Geschichte von »Hans im Glück« oder der Hauptdarsteller im Film »Robin Hood« erleben. Der Mensch betrachtet sie bewusst oder unbewusst als Anregung oder Möglichkeiten für eigene Verhaltensweisen und Einstellungen.

Diese Fähigkeit, etwas suggestiv auf sich wirken zu lassen, scheint angeboren. Schon Kinder lauschen Geschichten umso mehr, je mehr sie sich in dem Erzählten indirekt wiederfinden. Auch in der Psychotherapie wird dieses altbewährte Verfahren eingesetzt. Konkret ist in verschiedenen Problemkonstellationen u. a. für die Bewältigung von Schmerz nachgewiesen worden, dass Anekdoten und Geschichten die Schmerztoleranz erhöhen.[17]

Wenn man die Märchen von 1001 Nacht sorgfältig betrachtet, erkennt man darin den gut durchdachten Plan der Scheherazade, den Sultan von seinem Frauenhass zu heilen. Auch im Alltag nutzen wir dieses Wissen. Vielleicht erinnern Sie sich selbst, dass Sie bewusst von einem eigenen Erlebnis oder einer Geschichte berichteten, um etwas zur Umstimmung oder zur kreativen Lösung in einer festgefahrenen Situation beizutragen.

Aus diesem Wissen heraus haben wir ein paar Beispielgeschichten für Sie ausgewählt. Sie können sie durchlesen und überprüfen, welche Sie in Ihrem derzeitigen Befinden am meisten anspricht. Überlegen Sie nicht unbedingt bewusst, was es wohl ist, was dabei bei Ihnen anklingt. Sie brauchen es aber auch nicht zu verhindern. Denn es ist nicht sicher, ob Sie beim Lesen oder Hören von Geschichten mehr dadurch lernen, dass Sie bestimmte Dinge interessant finden, oder mehr dadurch, dass Ihnen die Geschichte einfach gefällt.

10.2 Parkgebühr

Milton Erickson war ein bekannter Hypnotherapeut, und viele Leute kamen in seine Praxis. Eines Tages klingelte eine Frau mitt-

[17] Hoppe (1986), Gabert-Varga u. Schmid (1991).

leren Alters an seiner Haustür und wollte die Rechnung für ihre Behandlung bezahlen, obwohl er sie noch nie gesehen hatte. Sie erklärte, sie habe sich nicht getraut, um eine Behandlung anzufragen, habe aber stattdessen regelmäßig vor der Hofeinfahrt geparkt. In Gedanken habe sie sich dann vorgestellt, wie sie ihm ihr Problem schildert, und sich dann überlegt, was Erickson wohl antworten würde. Das habe ihr geholfen, und nun wolle sie für die »Parkgebühr« bezahlen. M. Erickson nannte ihr einen Betrag, den sie dann zufrieden bezahlte.

10.3 Fabriklärm

Während des Studiums kam er, so erzählt derselbe Erickson, auf dem Weg zur Universität immer an einem bestimmten Fabrikgebäude vorbei. Das Tor stand meist weit offen, und er konnte hineinschauen. Die vielen Maschinen machten einen enormen Lärm.

Erickson war verwundert, als er feststellte, dass sich die Arbeiter unterhielten, obwohl er selbst bei dem Lärm kein Wort verstehen konnte – auch wenn er nahe heranging. Das machte ihn neugierig.

Eines Tages fragte er den Werksleiter und erhielt die Erlaubnis, in einer sicheren Ecke in der Halle zu schlafen. Die Leute belächelten den »komischen Kauz«. Trotz des Lärms schlief er nach einiger Zeit ein und wachte erst nach einigen Stunden wieder auf. Er stand auf und ging zu den Arbeitern an den Maschinen und verstand diesmal jedes einzelne Wort.

Seine Ohren hatten gelernt, das Unwichtige auszublenden. Und was die Ohren können, können auch die Augen und die Haut.

10.4 Glatteis

Von Erickson stammt auch die folgende Geschichte:

> Ein älterer Mann ging mit seinem Krückstock, den er wegen einer Behinderung brauchte, im Winter auf der Straße. Er traf dort auf einen ebenfalls Gehbehinderten, allerdings hatte dieser ein Holzbein. Dieser stand hilflos vor einer Glatteisfläche auf dem Bürgersteig. Der Einbeinige bat den älteren Mann um Hilfe. Der Alte willigte ein und fragte höflich an, ob er ihm dabei die Augen verbinden dürfe. Der Einbeinige dachte: »Der geht selber am Stock und wird wohl schon wissen, wovon er redet.« Also ließ er sich die Augen mit dem Schal verbinden, wurde ein paarmal im Kreis gedreht und dann ein paar Meter in diese und jene Richtung geführt. Als ihm schließlich der Schal wieder abgenommen wurde, stellte der Einbeinige erstaunt fest, dass er übers Glatteis gegangen war – ohne auch nur daran zu denken. Auf die Frage nach einer Erklärung antwortete der ältere Mann: »Ihr Körper hat vergessen, ans Hinfallen zu denken.«

10.5 Die Katze und die Maus

Ein junges Mädchen hatte eine kleine Maus angelockt, und die war ganz zutraulich geworden. Schließlich konnte sie sie auf die Hand nehmen und dort füttern. Eines Tages nahm sie sie in ihre Schürzentasche und ging hinaus ins Freie, um dort zu spielen.

Als plötzlich eine Katze auftauchte, erschrak sie, denn es fiel ihr ein: »Katzen fressen Mäuse.« Sie spürte ihr Herz klopfen, bekam Angst und begann wegzulaufen. Sie rannte die Straße hinunter, und je mehr sie rannte, umso größer schien die Katze zu werden. Das Mädchen rannte und rannte, und schließlich war die Katze größer als die Häuser. Das Mädchen war verzweifelt.

Da hörte sie plötzlich eine leise Stimme. Sie schaute nach unten und sah die Maus den Kopf aus der Tasche strecken und hörte sie laut schreien: »Halt! Stop! Du musst dich umdrehen. Schau ihr in die Augen, und renn ihr entgegen, dann wird sie wieder kleiner.«

Das Mädchen blieb auf der Stelle stehen, drehte sich um, schaute der Katze in die Augen und ging auf sie zu. Im gleichen Moment schrumpfte die Katze. Sie wurde kleiner und kleiner und hatte schließlich wieder ihre ursprüngliche Größe, schnurrte und strich um die Beine des Mädchens.

Jetzt könnte jemand sagen, die Maus hatte gut reden – aus ihrer sicheren Position in der Tasche. Doch das Mädchen hatte das wohl nicht bedacht.

10.6 Die Puste kurz vor dem Ziel

Ein Amerikaner machte Urlaub in Afrika. Eines Tages bemerkte er die sportliche Ausdauer der Bewohner eines Dorfes. Einer von ihnen hob sich dabei besonders hervor. Er konnte kilometerlange Strecken durch die Steppe laufen, scheinbar ohne zu ermüden.

Der Amerikaner überredete sein entdecktes Lauftalent, mit ihm nach Amerika zu kommen, und versprach ihm eine glänzende Karriere als Langstreckenläufer. Beim ersten Marathonlauf aber kam sein Favorit nach 42 Kilometern nur als Achter ins Ziel.

Da war die Enttäuschung groß, doch am meisten wunderte sich der Läufer selbst: Er hatte gedacht, die Strecke sei nur zum Warmlaufen.

10.7 Eine Handvoll Reis

Die Reisäffchen waren in China damals zu einer richtigen Qual geworden. Kaum war der Reis erntereif, da kamen sie und fraßen ihn in großen Mengen weg.

Die Leute hatten sich in ihrer Not allerhand überlegt, wie sie das Problem lösen konnten. Manche nahmen sich extra viel Zeit dafür, bauten hohe Zäune, um sich vor der Gefahr zu schützen. Doch die Äffchen fanden immer wieder eine Möglichkeit, diese Hürden zu überwinden.

Bis eines Tages mitten im Wald in einem Dorf ein Mädchen auf die rettende Idee kam. In einer Waldlichtung streuten die Dorfbewohner Reis aus, versteckten aber auch Reis in ausgelegten Flaschen.

Kaum hatten sie sich versteckt, kamen die Äffchen von den Bäumen und machten sich an den ausgestreuten Reis. Als dieser Vorrat zur Neige ging, entdeckten Sie, was sich in den Flaschen befand, und griffen hinein. Die Flaschenhälse waren gerade so schmal, dass ein Affenhändchen hineinpasste.

Aber als die kleinen Fäuste mit dem begehrten Reis gefüllt waren, kamen sie nicht mehr aus den Flaschen. Die Last der ganzen Fläschchen war zu groß zum Mitschleppen, und die Menschen konnten die Äffchen ganz leicht fangen. Bis auf eines – das fand eine Lösung: Es ließ den Reis los und war frei.

10.8 Der Kormoran und der Stern

Es war einmal ein Kormoran. Er flog gerade während der nächtlichen Dämmerung über einen See. Das Wasser war ruhig, und es widerspiegelte sich darin der darüberliegende Himmel.

Der Kormoran entdeckte in diesem Spiegel das Funkeln eines Sterns. Er dachte, das sanfte Flimmern in den Wellen sei ein Fisch, stürzte sich ins Wasser und versuchte, ihn tauchend einzufangen. Natürlich hatte der Kormoran keinen Erfolg. Und doch stürzte er sich hartnäckig immer wieder hinab. Er war in dem Glauben, durch stetes Bemühen allein schließlich sein Ziel zu erreichen.

Am Ende war er so wütend und frustriert, dass er sich schwor, nie wieder nach einem Fisch zu tauchen. Von da an weigerte sich der Kormoran standhaft, nach Fischen zu tauchen, auch wenn er ein elendes Hungerdasein fristete, und beschränkte sich auf eine Diät von kleinen Krebsen, Garnelen und Muscheln, die er am Ufer fand.

Er weigerte sich zu fischen, da er annahm, diese seien so unmöglich zu fangen wie der Stern auf dem Wasser.

10.9 Der Kopf des Löwen

Ein junger Löwe aus der Steppe war von seiner Familie abgekommen und hatte sich verirrt. Er lief und lief und fand den Weg nicht, den er gekommen war. Der junge Löwe war sehr bedrückt und hatte Angst, nicht mehr zurückzufinden. Er war müde und hungrig und hatte großen Durst. Der Steppenwind hatte seine Kehle ausgetrocknet.

Schließlich kam er in eine geschützte Gegend, in der Bäume standen. Zwischen den Bäumen entdeckte er eine Wasserstelle, und er war erleichtert, dass er nun wenigstens seinen Durst löschen konnte.

Wie er näher kam, sah er, dass das Wasser spiegelglatt war, denn es war hier völlig windstill. Das kannte er nicht von der Steppe. Als er seinen Kopf zum Trinken darüber beugte, sah er zu seinem Schrecken in dem Wasser einen großen Löwenkopf. Entsetzt wich er zurück. Er überlegte, was er nun machen sollte, die Situation war völlig neu für ihn.

Schließlich fasste er sich ein Herz, ging entschlossen wieder zum Wasser, schaute hinein und versuchte, ihn durch Brüllen zu erschrecken, aber der Kopf im Wasser riss ebenfalls das Maul grässlich weit auf. Der Löwe wich zurück und legte sich in einigem Abstand hin und wartete.

Als er schließlich den Durst nicht mehr aushalten konnte und schon ganz erschöpft war, schlich er sich noch einmal zum Wasserloch. Diesmal sah er wieder kurz den Löwenkopf, aber wegen seiner Schwäche konnte er den Kopf nicht mehr hochhalten. Sein Kopf fiel ins Wasser, und das Spiegelbild war zerstört. Jetzt konnte er sich endlich satt trinken.

10.10 Die Tür

Ein Sultan im vorderen Orient benötigte einen neuen Großwesir, weil der alte verstorben war. Er wollte den fähigsten Mann des Landes für diesen Posten auswählen. Deshalb ließ er alle klugen Leute kommen.

Für eine Testaufgabe hatte er ein Türschloss anfertigen lassen, dessen Mechanismus besonders kompliziert war. Wer die Tür öffnen konnte, der sollte der neue Großwesir werden.

Und es kamen all diese klugen Leute, und sie schauten das Schloss an – manche resignierten schon von weitem. Manche schauten von nahem und überlegten und hielten es schließlich für zu kompliziert. Die Unnachgiebigen diskutierten, aber schließlich gaben alle auf, weil sie meinten, den Mechanismus nicht zu durchschauen.

Und als alle gegangen waren, kam der Hofnarr, und der sah, dass die Tür einen Spalt offen stand. Er gab ihr einen Schubs. Da musste der Sultan den Hofnarren zum Großwesir machen. Und er war damit zufrieden.

10.11 Zusammenfassung

Geschichten lesen ist eine Form von Wissensvermittlung, die es dem Leser (oder Zuhörer) selbst überlässt, was er daraus macht. Es ist keine beweisende, sondern eine zeigende Vermittlung.

Das hat viele Vorteile. Die Grundhaltung ist die, dass der Leser zu keinem bestimmten Schluss gedrängt wird.

Geschichten erzeugen zudem durch ihre konkret-szenische Darstellung beim Leser oder Zuhörer innere Bilder. Dadurch wird außer der inhaltlich (semantischen) Gedächtnisspur eine visuelle oder auch akustische Erinnerungsspur gelegt. Die mit der Geschichte verbundenen Bilder, Geräusche und Stimmen werden im Gedächtnis mit abgelegt, die Inhalte haften besser. Die Propheten und Weisen der Bibel und anderer Schriften bevorzugen ebenfalls die Bildersprache (z. B. Jesus).

Außerdem entnimmt der Leser einem Bild mehr als den beabsichtigten Hinweis. Ich kann auf ein Nashorn zeigen, und der Zuschauer achtet auf mehr als das Horn, das ich meine. Er lässt sich vielleicht auch noch durch dessen Bewegungsart beeindrucken oder durch die Panzerung.

Und Geschichten können dazu beitragen, dass die selbst gesehenen Grenzen nicht so eng sind, weil Geschichten die Fantasie anregen.

Literatur

Barber, T. X. (1984): Changing unchangeable bodily processes by hypnotic suggestions and the mind-body problem. *Advances* 1: 7–40.

Barber, T. X. a. W. DeMoor (1972): A theory of hypnotic induction procedures. *American Journal of Clinical Hypnosis* 15: 112–135.

Böning, U. (1993): Umgehen mit Streß. Düsseldorf (Econ).

Coué, E. (1992): How to Practice Suggestion and Auto-Suggestion. Santa Fe, NM (Sun Books) [Originalausg. (1923): New York (American Library Service)].

Csikszentmihalyi, M. (2007): Flow: Das Geheimnis des Glücks. Stuttgart (Klett-Cotta), 13. Aufl.

Dahmer, H. u. J. Dahmer (1976): Effektives Lernen und gezielte Examensvorbereitung: Eine didaktische Anleitung. Stuttgart (Schattauer).

Dilts, R., J. Grinder, R. Bandler, L. C. Bandler, J. DeLozier (2003): Strukturen subjektiver Erfahrung. Ihre Erforschung und Veränderung durch NLP. Paderborn (Junfermann), 6. Aufl.

Friedman, M. u. R. H. Rosenmann (1974): Typ A behavior and your heart. New York (Knopf).

Gabert-Varga, U. u. M. Schmid (1991): Einstreutechnik und therapeutische Anekdoten zur Behandlung akuter Schmerzen. *Experimentelle und klinische Hypnose* 2: 109–146.

Gendlin, E. T. (2004): Focusing. Selbsthilfe bei der Lösung persönlicher Probleme. Reinbek (Rowohlt), 4. Aufl.

Godeby, J., G. Erdt, T. Canavan u. D. Revenstorf (1993): Experimentelle Hypermnesie: Effekte von Hypnose auf Lern- und Gedächtnisprozesse. *Experimentelle und klinische Hypnose* 9 (2): 71–95.

Hänngi, D. (1988): Differentielle Aspekte von Komponenten des visuellen Vorstellens. (Dissertation, Universität Freiburg/Schweiz).

Hoppe F. (1986): Direkte und indirekte Suggestionen in der hypnotischen Beeinflussung chronischer Schmerzen. Frankfurt (Lang).

Jonas, A. D. (1985): Orientierungshilfen zur Psychotherapie in der Allgemeinpraxis. Gräfelfing (Sociomedico).

Kanner A. D., J. C. Coyne, C. Schaeffer, R. S. Lazarus (1981): Comparison of two models of stress mesurement: Daily hassles and uplifts versus major life events. *Journal of Behavior Medicine* 4: 1–39.

Laux, L., P. Glanzmann, P. Schaffner u. C. D. Spielberger (1981): Das State-Trait-Angstinventar. Theoretische Grundlagen und Handanweisungen. Weinheim (Beltz).

Laux, L. H. Weber (1993): Emotionsbewältigung und Selbstdarstellung. Stuttgart (Kohlhammer).

Lazarus, A. (2006): Innenbilder. Imagination in der Therapie und als Selbsthilfe. Stuttgart (Klett-Cotta), 4. Aufl.

Lowen, A. (2008): Bioenergetik. Therapie der Seele durch die Arbeit mit dem Körper. Reinbek b. Hamburg (Rowohlt).

MacHovec, F. J. (1986): Hypnosis complications. Springfield, IL (Thomas).

Mayer, L. (1937): Das Verbrechen in Hypnose und seine Aufklärungsmethoden. München (Lehmanns).

Meichenbaum, D. (1995): Kognitive Verhaltensmodifikation. Weinheim (Psychologie-Verlags-Union), 2. Aufl.

Motamedi, S. (1998): Präsentation: Ziele, Konzeption, Durchführung. Heidelberg (Sauer), 2. Aufl.

Murphy, J. (1995): Die kosmische Dimension Ihrer Kraft. Positives Denken im Einklang mit dem Universum des Geistes. Genf/München (Ariston), 5. Aufl.

Reischmann, J. (1991): Leichter lernen – leicht gemacht: Arbeitstechniken für Schule und Studium, Fortbildung und Examensvorbereitung. Bad Heilbrunn (Klinkhardt).

Revenstorf, D. u. R. Zeyer (1993): Hypnotherapeutische Kurzbehandlung von Prüfungsangst. Forschungsbericht, Ministerium für Wissenschaft und Forschung, Baden-Württemberg.

Revenstorf, D. u. B. Peter (Hrsg.) (2009): Hypnose in der Psychotherapie, Psychosomatik und Medizin. Manual für die Praxis. Berlin (Springer), 2. Aufl.

Scheerer, H. (2000): Reden müsste man können. Rhetorik für jedermann. Offenbach (Gabal), 8. Aufl.

Schlenker, B. R. u. M. R. Leary (1982): Social anxiety and self-presentation: a conceptualization and model. *Psychological Bulletin* 92 (3): 641–669.

Schwarzer, R. (2000): Streß, Angst und Handlungsregulation. Stuttgart (Kohlhammer), 4. Aufl.

Seiwert, L. J. (2004): Das 1 x 1 des Zeitmanagement. München (MVG), 24. Aufl.

Selye, H. (1988): Streß: Bewältigung und Lebensgewinn. München (Piper), 2. Aufl.

Spiegel, D., J. R. Bloom, H. C. Kraemer, E. Gottheil (1989): Effect of psychological treatment on survival of patients with metastatic breast cancer. *Lancet* 14 (2): 888–891.

Stone, A. A. u. J. M. Neale (1984): New measure of daily coping: Development and premilinary results. *Journal of Personality and Social Psychology* 46: 892–906.

Woerrlein, H. u. G. Neumann (1993): Perfekt präsentieren: wie sie mit dem Computer aus Zahlen, Fakten und Ideen überzeugende Charts und Diagramme erstellen. Haar bei München (Markt und Technik).

Zeyer, R., W. Dürr, D. Revenstorf (1992): Hypnotherapie bei Prüfungsangst. *Experimentelle und klinische Hypnose* 8 (1): 71–87.

Zeyer, R. (2009): Stress. In: D. Revenstorf u. B. Peter (Hrsg.): Hypnose in der Psychotherapie, Psychosomatik und Medizin. Manual für die Praxis. Berlin (Springer), 2. Aufl.

Über die Autoren

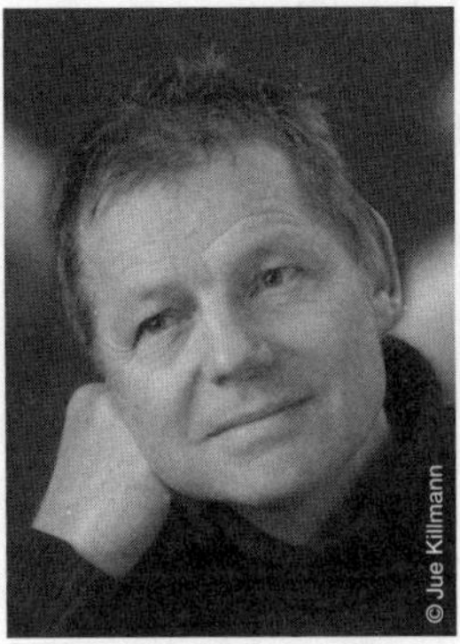

Dirk Revenstorf, Professor für klinische Psychologie, Universität Tübingen; approbierter Psychotherapeut; Hypno- und Paartherapeut; Ausbildung in Gestalt-, Hypno- und Körpertherapie sowie Verhaltenstherapie; 1984–1996 Vorstand der Milton Erickson Gesellschaft; Gründungsmitglied der Deutsch-Chinesischen Akadamie für Psychotherapie. Autor von mehreren Büchern und 200 wissenschaftlichen Publikationen; Jean-Piaget-Award der Internationalen Gesellschaft für Hypnose; Preis der Milton Erickson Gesellschaft, Forschungspreis der American Association of Bodypsychotherapy.

Kontakt: www.meg-tuebingen.de, www.paartherapie-akademie.de

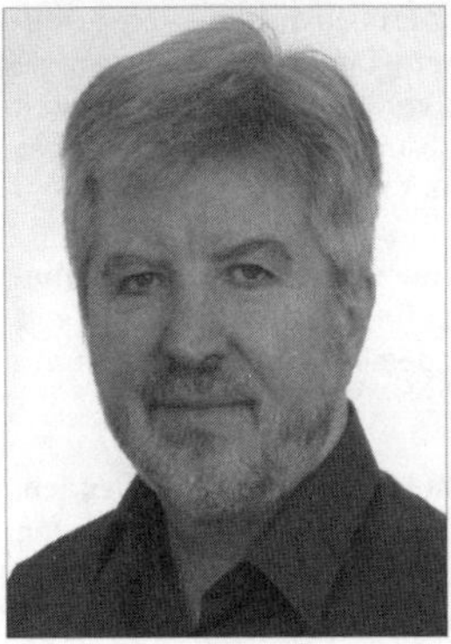

Reinhold Zeyer, Dr., Dipl.-Psych., Hypnotherapeut, Verhaltenstherapeut und Systemischer Familientherapeut in eigener Praxis. Nach langjähriger universitärer Lehre und Forschung in den Bereichen Selbstmanagement, Stress und Hypnose heute Coach, Supervisor sowie Berater, Trainer und Dozent für verschiedene Unternehmen und Organisationen, u. a. der Württembergischen Verwaltungs- und Wirtschaftsakademie und der Milton Erickson Gesellschaft für Klinische Hypnose (M. E. G.). Publikation u. a.: *Hypnotherapeutische Strategien bei akutem und chronischem Stress* (2012).

Kontakt: www.zeyer-coaching.com

Ben Furman

Zum Glück ist es nicht weit

Sieben Kompetenzen
für eine bessere Beziehung zu sich und anderen

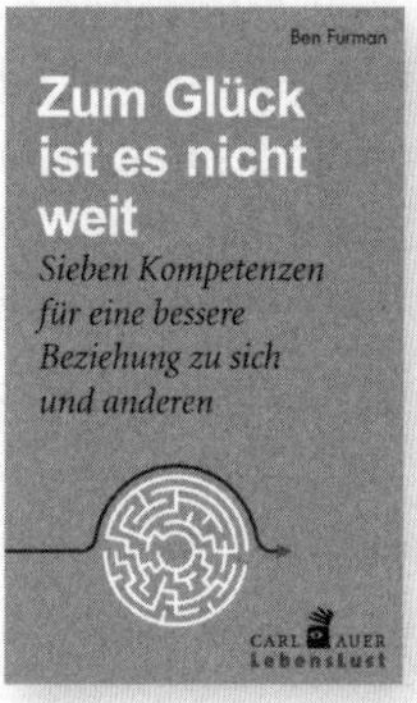

90 Seiten, Kt, 2019
ISBN 978-3-8497-0276-2

Jeder sei seines Glückes Schmied, sagt man. Und tatsächlich lässt sich die eigene Lebensqualität positiv beeinflussen, wenn man es richtig angeht.

Der finnische Psychiater und Coach Ben Furman präsentiert sieben Alltagskompetenzen, die das psychische Wohlbefinden gezielt verbessern. Der Kern seiner Strategie besteht darin, Probleme in Ziele zu verwandeln und konsequent auf die eigenen Ressourcen zu bauen. Weitere Grundpfeiler dieses lösungsorientierten Ansatzes sind Hoffnung, Kreativität und die Zusammenarbeit mit anderen.

Die klugen Anregungen und durchdachten Fragen des Buches helfen dabei, pragmatische Lösungen für alltägliche Herausforderungen zu finden: Konflikte lösen, mit Kritik umgehen, schlechte Gewohnheiten ablegen, Andere für sich oder bestimmte Vorhaben gewinnen.

Einmal erlernt, lassen sich die Kompetenzen auf viele Lebensbereiche anwenden, vom Beruf bis zur Erziehung von Kindern – je nachdem wo das eigene Glück gerade zu finden ist.

Carl-Auer Verlag • www.carl-auer.de

Rolf Reinlaßöder | Ben Furman

Jetzt gehts!

Erfolg und Lebensfreude mit lösungsorientiertem Selbstcoaching

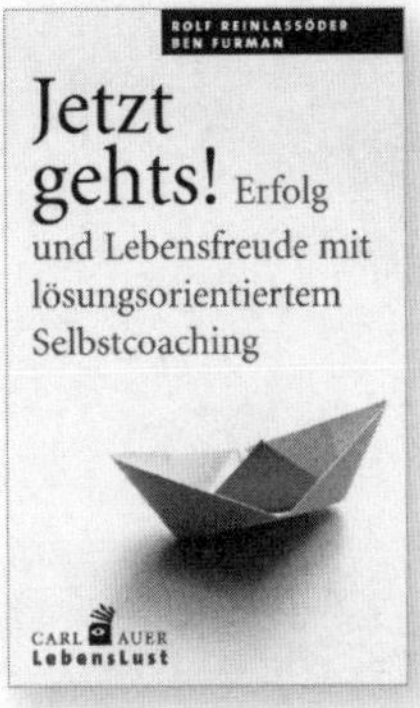

126 Seiten, Kt, 2. Aufl. 2013
ISBN 978-3-89670-750-5

Wie oft haben wir uns vorgenommen, selbstbewusster auf die Kollegen zu reagieren, den alltäglichen Wahnsinn der Familie leichter zu nehmen, unser Verhältnis zu den Eltern zu ändern oder endlich mit dem Führerschein anzufangen. Jetzt gehts! Denn dieses Buch hilft Ihnen, Ihre eigenen Lösungswege zu entdecken, die passgenau auf Ihren individuellen Alltag und Ihre spezielle Lebenssituation zugeschnitten sind. Und es gibt Ihnen die Leichtigkeit, die Kraft, die Zuversicht und die Motivation, Veränderungen anzugehen und zu erreichen.

Die Kernidee des lösungsorientierten Selbstcoachings lautet, dass es leichter ist, bestimmte Fähigkeiten zu erwerben, als an der Überwindung von Problemen zu arbeiten. Rolf Reinlaßöder und Ben Furman zeigen Ihnen in 12 Schritten, wie Sie Ihre Ziele so definieren und in Fähigkeiten verwandeln, dass Sie schon bald erste Erfolge feiern können.

Das Programm ist schlüssig aufgebaut, gut nachvollziehbar und – ganz wichtig – leicht umzusetzen. So leicht, dass die Autoren ausdrücklich davor warnen: „Überlegen Sie sich gut, ob Sie etwas ändern und Ihrem Ziel ein Stück näher sein wollen – denn es hat Konsequenzen für Sie und für alle anderen!"

Carl-Auer Verlag • www.carl-auer.de

Rolf Arnold

Wie man wird, wer man sein kann

29 Regeln zur Persönlichkeitsbildung

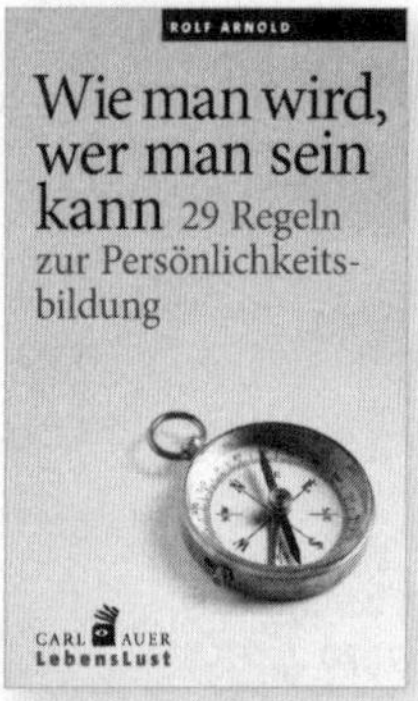

238 Seiten, Kt, 2. Aufl. 2019
ISBN 978-3-8497-0102-4

Jeder Mensch ist in seiner Erkenntnis, seinen Urteilen und seinen Handlungen davon bestimmt, was in seinem Verhaltensrepertoire und Denken angelegt ist. Wie sieht unter solchen „Voraus-Setzungen“ der Spielraum für einen Entwicklungsprozess aus? Wie viel Überzeugungskraft besitzt die Reflexion gegenüber Gewohnheiten, Gefühlen, der soziokulturellen Prägung?

Rolf Arnolds 29 Regeln zur Persönlichkeitsbildung helfen, die eigene Persönlichkeit zu überprüfen und voranzubringen. Die Regeln sind dabei eher als Denkimpulse zu verstehen denn als rigide Anweisungen. Rolf Arnold leitet sie konsequent aus seiner Praxis als Berater und Pädagoge ab und untermauert sie mit Erkenntnissen aus der Hirnforschung.

Fragen zur Selbstreflexion erschließen die persönliche Vergangenheit und Gegenwart; Übungen ermutigen dazu, mögliche Zukünfte zu erproben; anschauliche Beispiele erleichtern den Einstieg in Veränderungen.

Die Reflexionsreise soll auch nach der Lektüre weitergehen, selbstständiger und freier als zuvor. Regel Nr. 29 lautet deshalb: „Misstraue den 28 Regeln und komme ohne sie aus!“

Carl-Auer Verlag • www.carl-auer.de

Daniel Wilk

Die Ruhe im Wasserglas

Entspannungs- und Trancegeschichten, die Seele und Körper harmonisieren

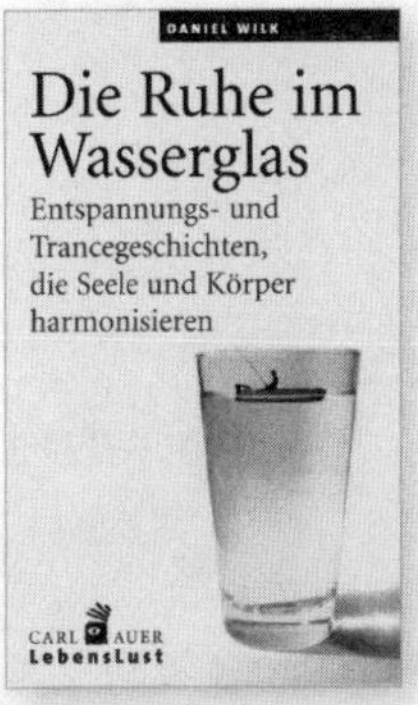

158 Seiten, Kt, 2. Aufl. 2015
ISBN 978-3-89670-872-4

Jeden Tag aufs Neue die nötige Ruhe zu finden, ist heutzutage nicht leicht. Der erfahrene Hypnotherapeut Daniel Wilk hat für dieses Buch eine Sammlung mit entspannenden Trance-Geschichten zusammengestellt, die Ruhesuchende auf angenehme Weise unterstützen. Das Besondere an den Geschichten sind die Wirkungen, die sie im Unbewussten entfalten. Beim Lesen oder Hören lernt man, körperliche und psychische Vorgänge zu beeinflussen, die normalerweise nicht bewusst gesteuert werden. Mit der Zeit spürt man aus sich selbst heraus, was einem guttut, und beginnt sich mehr und mehr danach zu richten. Ruhe und Ausgeglichenheit nehmen zu.

So helfen die Geschichten, mit allen Sinnen das Leben zu genießen, Heilkräfte anzusprechen, Gefühle wahrzunehmen, die eigene Kreativität zu erweitern oder den Schlaf zu verbessern.

„Ich bin wirklich ganz beeindruckt von den Geschichten über ‚Die Ruhe im Wasserglas'. Beeindruckend, welche Perspektiven und Szenarien Daniel Wilk mit seinem Schreiben Lesenden und Zuhörenden zugänglich macht, welche Geschichten ihm einfallen."

Bärbel Röpke-Stieghorst, www.amazon.de, 21. 3. 2013

Carl-Auer Verlag • www.carl-auer.de

Tobias Conrad

Gelassen fliegen

Selbsttherapie bei Flugangst

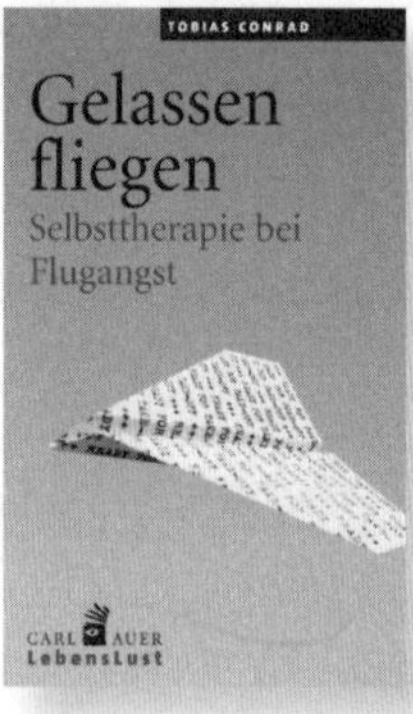

174 Seiten, Kt, 2011
ISBN 978-3-89670-792-5

Nervosität, Herzrasen, Schweißausbrüche, schnell gehender Atem, Panikattacken: Für Menschen, die unter Flugangst leiden, wird der Traum vom Fliegen regelmäßig schon vor dem Start zum Alptraum. Knapp ein Drittel aller Passagiere kennt Flugangst – und leidet darunter. Dabei gehört das Flugzeug zu den sichersten Verkehrsmitteln der Welt. Aber Flugangst lässt sich nicht mit Argumenten beseitigen. Die häufigste Strategie für Betroffene lautet: Vermeiden.

Tobias Conrad, Arzt, Hypnotherapeut und Chefsteward bei Lufthansa, gibt Menschen mit Flugangst praxiserprobte Strategien an die Hand. Zunächst widmet er sich der Frage, woher die Angst kommt und wo mögliche Ursachen liegen. Anschließend zeigt er auf, wie Flugangst mithilfe von Selbsttherapie erfolgreich überwunden werden kann. Die Leser gehen die einzelnen Stationen einer Flugreise Schritt für Schritt durch und erfahren dabei alles flugtechnisch Wissenswerte: von Check-In, Sicherheitskontrolle, Boarding und Start über den eigentlichen Flug bis hin zur sicheren Landung.

Zahlreiche in der therapeutischen Praxis erprobte Interventionen wie bestimmte Atemtechniken und Körperentspannungsmethoden ergänzen den theoretischen Teil. Die Übungsanleitungen sind klar und nachvollziehbar beschrieben und begleiten sowohl Gelegenheits- als auch Vielflieger auf dem Weg zum entspannten Reisen.

Carl-Auer Verlag • www.carl-auer.de